医学書院

Miyasaka Michio

宮坂道夫

弱さの倫理学

不完全な存在である私たちについて

それでは、倫理を始めます——
どちらを向いて？

はじめに

倫理とは何か。

それはしばしば、「ものごとのよしあし」だとされてきた。

「ものごとのよしあし」を考えるのは人間であり、人間が「ものごとのよしあし」について考えて初めて、倫理というものが立ち現れる。

倫理は、重力のように、地球のすみずみにまで行き渡り、そこにいるすべての者に作用するものではない。倫理とは、人間だけに働く力であり、他の動物や、植物や岩石には働かない。それどころか、人間にとっても、四六時中つねに働くものでもないだろう。人間は不完全な存在であり、私たちが「ものごとのよしあし」を考える瞬間は、そう頻繁にはやってこない。

では、それはいつ、どんなときか。

この本ではそれを、弱い存在を前にしたときだろう、と考える。

つまり、ここでは倫理を、**弱い存在を前にした人間が、自らの振る舞いについて考えるもの**だと、考えてみるのである。


弱い人を前にしている自分がいる。

自分も大して強くはないが、いま目の前にいる人に比べれば、少しは余力がある。

そこで考える。

もしかすると、その人の助けになることを、してあげられるかもしれない。

いやその逆で、その人の持っているものを奪ったり、弱みにつけ込んで利用して、儲けたりすることが、できるかもしれない。

そんなときに、自分はどう振る舞うべきなのかと問う声が、自分の心の中から聞こえてくる。

その問いかけが倫理ではないのか。


逆の状況もあり得る。

自分の方が弱いという状況である。

例えば、深い穴の中に落ちてしまって、這い上がることができない状況だとする。

高いところにある開口部を見上げながら、誰かが通りかかるのを待っている。

だいぶ長い時間待って、ようやくこちらを覗き込んだ人の顔が見えた。

無表情に、こちらを見ている。

私は「助けてください」と、声を出す。

しかし、相手はじっと黙っている。

私は次に何を言うべきか。

「お願いです」と乞うべきか、あるいは、「どうして何も言わないんですか」と、不満の気持ちを伝えるか。

私の心の中には、「こういう状況では、助けてくれるのが当然ではないのか」という声がこみ上げてくる。

この「当然ではないのか」という問いかけもまた、倫理ではないのか。

この声は、私自身にではなく、穴の上にいるその人に向けられたものである。その人は、地の底に落ちた私という弱い存在を前にしているではないか。私はその人に、どうか自らの振る舞いを、よく考えてみてほしいと願っている。

これもまた、倫理ではないのか。


私自身が弱い存在で、それを自分で見つめている、という状況もある。

私はひどく憂鬱な気分を抱えていて、誰にもこの気持ちを打ち明けられない。職場でも家庭でも、自分が疎《うと》まれているように感じている。この憂鬱を抱えたまま、何日も何年も生きていかなければならないのか。

立体駐車場に車をとめて、ふらふらと端の方まで歩いて行く。見下ろすと、ここは4階か5階らしい。飛び降りれば、まず死ぬだろう。

そのとき私は、すっかり弱くなった私というものを、見ているような気持ちになる。

隣のビルから眺めているかのように、自分を見ている。

自分自身に向ける声が、心の中から聞こえてくる。

「死ぬのはダメだろう」とか、「いや、もう終わりにしてしまえ」とか。

これらの声は、私という弱い存在を前にして、私自身が自らの振る舞いを考えさせようとする問いかけだろう。

これもやはり、倫理ではないのか。


このように、倫理というものを、弱い存在を前にした人間が、自らの振る舞いについて考えるものだと仮定してみると、これまでバラバラに論じられてきた倫理の問題を、同じ視界の中で考えられるのではないかと思えてくる。医療の倫理も、科学技術の倫理も、あるいは他の生物や、地球環境の倫理でさえも。

つまり、倫理についての探求としての「倫理学」を、弱さというものを基点にして組み立てることができるのではないかと、思えてくるのである。

本書はそのような試みである。

＊

倫理学は歴史の古い学問であり、「弱さ」について論じた人もそれなりにいる。例えば、フリードリッヒ・ニーチェという人がそうだった。ただし、彼は、弱さを価値あるものとして捉えたのではなく、蔑《さげす》んだのだった。

反対に、弱さこそが人間の倫理を成り立たせているものであり、弱さに価値を見いだすべきだと主張した人たちもいた。例えば、アルスデア・マッキンタイアという人は、人間とはお互いに依存し合う弱い存在であり、そこから離れて倫理を構想することはできないと主張した。

また、「弱い存在」について考えることで、私たちの視野を広げ、社会を変革しようとしてきた人たちがいる。世の中には、私たちがその存在に気づけていないほどに、きわめて弱い者がいる。そのような者を置き去りにし、存在していることすら忘れてしまう。それはきわめて非倫理的なことだと訴えてきたのは、女性、障害者、性的マイノリティ、人種的マイノリティ、あるいは人間以外のさまざまな生物の権利を守ろうとしてきた人たちである。

倫理学が、そのような「弱さ」あるいは「弱い存在」の一切を視野に入れ、私たちがどう振舞うべきかを考えるものであるならば、それはスケールの大きな総合的学問になるだろう。今日の倫理学は、「文系」の小さな領域の様相を呈していると言えなくもないが、「弱さの倫理学」を考える際には、人文社会科学から自然科学を横断していく必要があると筆者は考えている。

本書は、そのような学際的な「弱さの倫理学」を作っていくために始めた、少し大胆な、新しい試みである。

第1章で、まず人間の弱さについて考える。

第2章と第3章では、人間が自分たちの弱さに対し、科学技術によって対抗してきた様子を振り返る。そのような対抗の結果として生じたのが、今日のさまざまな倫理的問題だというのが、ここでの見立てである。

第4章から第6章では、こうした問題意識を踏まえて、「弱さの倫理学」というべきものを考えていく。

本書は、6枚の絵で構成された展覧会のような設《しつら》えになっている。

6枚の絵で描けることは限られている。ただ言えることは、6枚の絵を貫く共通のテーマは、弱い存在を前にした人間が、自らの振る舞いについて考えるものとして、倫理を考えるということである。

弱さの倫理学　不完全な存在である私たちについて—目次

装幀　松田行正＋杉本聖士

第1章

私たちの弱さについて

「エッツィは、おそらくかなり遠いところ、30メートルほど離れた場所から撃たれたのでしょう。接近戦ではなく、離れた場所から殺されたということです。……殺される30分ほど前、彼はそこで休んでいたようです。少なくともかなり重い昼食か食事をしていたらしく、慌てて逃げだした様子はうかがえません」★1

（ミュンヘン警察刑事部長／アレクサンダー・ホーン）

1　生き物としての私たちの弱さ

弱さの肯定と否定

私たちは弱い。

こう聞いて、「ああ、その通り」とすんなり受け入れる人もいれば、「いや、弱くなどない」と、強く否定する人もいるだろう。

同じ人でも、自分が弱いということを痛感する瞬間もあれば、弱さを克服したように思える瞬間もあるかもしれない。誰かから言われた一言で、すっかり落ち込んでしまうこともあれば、どん底に思える状況で開き直れることもある。

人間の一生をごく単純化すれば、最初（赤ん坊）と最後（老人）が弱い時期で、その間は壮健な時期だと言えるかもしれない。しかし、赤ん坊の時期にも、自分の全体重を支えられるほどの強い握力を持つなど、ある種の奇妙な強さがあり、老人には長く生きた人ならではの強さがある。体力的には最も充実している青年期の心が脆《もろ》いことは、その時期を生きてきた多くの人が知っている。

どうやら、私たち人間は、弱いけれど強い、というものらしい。

あるいは、人間に限らず、生きている存在は、動物も植物も、あるいは微生物でさえも、弱くもあれば強くもあると言えるのかもしれない。どんな生き物も、ちょっとしたはずみで、あっという間に死んでしまうが、過酷な状況をしたたかに生き抜いてもいる。

人間の弱さについて書かれた本がいくつも出版されているが、それらの大半が、最初から人間だけに注目している。人間の精神の脆さ、存在としての儚《はかな》さ、他人からの疎外、集団の中で無視されたり迫害されたりしている人たち、といったものに焦点が当てられている。

この本でも、そういったものに目を向けていくが、その前に、人間というものを少し距離をとって眺め、生物としての人間の弱さについて考えてみたい。

その理由は、人間の弱さの根本的な原因が、**生きている**ことにあるとしか思えないからである。動物や植物、あるいは微生物も含めて広く眺め渡してみると、生物は、過酷な自然環境を生き抜くための強さを持っている。しかし、その強さを手に入れた代償として、弱さを持つことになったとしか思えない。私たちの弱さにはいくつもの側面があるが、そのいずれについても、**生きている存在だけが持つ強さの代償**として捉えることができる。

脆さ

私たちは脆い。

蛙が石の上にいる情景を思い浮かべてみる。石に比べれば、蛙の体はとてもやわらかい。人が踏みつけても、石はびくともしないが、蛙は潰れてしまう。

蛙が石よりも壊れやすい理由は、脆い素材でできているからである。石のような鉱物は、ケイ酸塩鉱物と呼ばれる、酸化したケイ素や金属などからできている。長い年月をかけて現在の姿形にたどり着いていて、分解されにくく、非常に硬い。

　これに対して、生物である蛙は、タンパク質、核酸、脂質のように、たくさんの炭素原子がつながった**高分子**でできている。それらの分子が、大量の水を伴って生物の身体を作っている。だから、生物の身体はやわらかい。

　さらに、生物の身体には、**膜**という独特の構造がある。膜で包まれた小さな細胞が、ブロックのように集まって大きな身体を作る一方で、細胞の中にも膜で仕切られた微細な構造がある。

　高分子や膜という素材でできているために、生物の身体は、超絶技巧的と言ってよいほどの、複雑な機能を果たすことができる。光合成や呼吸のような代謝（物質とエネルギーの高効率の変換など）、脳・神経での情報処理（意識の形成や複雑な意思決定など）は、いまもって人間の科学技術が追いつけていない、高度な物理的・化学的プロセスである。

　その一方で、高分子も膜も壊れやすい。高分子の中でも、とりわけ重要な役割を担っているタンパク質は、酵素として働いて、きわめて複雑な化学反応を起こすことのできる分子であるが、人が熱いと感じる程度の高温や、周りに溶けている物質の濃度[★2]が変わるだけで、形が歪んでしまう。膜はシャボン玉と似た、脂質でできた薄いもので、物理的な衝撃が加わったり、膜の内外の物質の濃度差が大きかったりすると、簡単に破れてしまう。

　このようなつくりになっているために、多くの生物が生きられるのは、温度で言えば摂氏0～50度ほどの範囲でしかない[★3]。温度の他にも、酸素濃度、圧力、放射線、酸・アルカリ性など、環境のさまざまな条件が、かなり狭い範囲でしか生存できない生物がほとんどである[★4]。石が何百度もの高温や、数千気圧の圧力に耐えることからすれば、生物の身体はきわめて脆いのである。

　このように、生物の持つ高い能力や機能と、それを実現させている構造やメカニズムが、生物個体の弱さの原因になっている。弱さのこの側面を、**脆さ**（fragility）と呼んでおく。機械や工芸品でも、複雑で高機能なものほど脆い。私たちの脆さは、**高機能であること**の代償らしい。

有限さ

　私たちは、いつの日か死を迎える。

　これが、脆さと並んで、生物としての私たちが等しく持っている、**有限性**（finitude）という弱さである。この意味での弱さを、英語では、**必ず死ぬことになっている**という意味のmortalityという言葉で言い換えることもできるのだが、日本語には、これに対応する言葉がない。「平家物語」の言葉を借りて、「必滅性」などと言ってもよいかもしれないが、どうにも耳慣れないし、「滅」と「死」では、ニュアンスが少し違うようにも感じる。

　仮に「有限性」としておくが、ここには、私たちはいつか必ず死を迎える有限な存在なのだという、**死**のニュアンスが込められている。

　ふたたび蛙が石の上にいる情景で考えてみる。

　石の方は、何者かに食べられることもなく、分解もされず、そのまま数十年、数百年、場合によっては数千年もの間壊れずに、石として存在することができるだろう。[★5] これに対して、蛙はいつ何時、鳥や獣に食べられてしまうか分からないし、そういった危機をことごとく切り抜けたとしても、概ね数年から十数年という寿命によって死んでしまう。

しかし、そもそもなぜ、生物は死ぬことになっているのだろうか。

先ほど考えたように、生物の身体は複雑で高機能である。人間が作った機械でも、一般に、複雑で高機能なものほど経年劣化を受けやすい。高分子や膜でできている生物の身体は、「新陳代謝」とか「動的平衡」と言われるように、古くなった分子や細胞が分解され、新しいものに置き換えられることで維持されている。しかし、そのような仕組みも、やがては働かなくなってしまう。そうやって生じるのが病気であり、老いであり、死である。

病気には罹らない人もいるが、老いと死を免れる人はいない。老いと死は、私たちのような複雑な多細胞生物にとって、確実に起こるように設えられた現象である。最近の研究によれば、多細胞生物は、高度な**統合性**を獲得したことの代償として、死ななければならないらしい。つまり、死は、私たちの身体の統合性の代償と言えそうなのである。

統合性の代償としての有限性

もしそうなのだとすれば、死と引き換えにしてでも手に入れるほど価値がある統合性とは、どのようなものなのだろうか。

統合性は、英語の integrity の訳語である。『オックスフォード英語辞典』によれば、integrity とは、「部分または要素が取り除かれたり欠けたりしていない状態、分割されていないまたは壊れていない状態」★6であり、日本語で「全体性」、「完全性」と訳されることもある言葉である。ただ、生物の身体の統合性は、単に部分が欠けていないというだけのものではなく、もっと複雑なものである。

蛙が乗っていた石をハンマーで割ってみる。

石はいくつかの欠片に分かれる。それらの欠片は大小さまざまで、形も元の石とは違っているが、それでも私たちは、「これもまた石だ」と言うことができる。しかし、蛙はそうはいかない。そんなことをするのは気が引けるが、蛙の体を切り分けて、脚や心臓を手に取ってみたとする。このときには、石の場合と違って、「これもまた蛙だ」と言うことはできないだろう。

この違いは、生物の身体の**部分と全体**の関係によって生じる。石の方は、部分と全体の違いがきわめて小さい。石を割ったときにできる欠片は、元の石と比べて、大きさや形は違うが、素材や成分、あるいは小さな粒状のものが集まってできている微細構造は、ほとんど変わらない。要するに、部分と全体の間に、大した違いがないのである。★7

これに対して、「全体」としての蛙の身体と、それを切り分けた「部分」としての脚や心臓は、まったく違っている。その理由は、生物の身体が、幾重もの階層構造をなしていることにある。生物の身体には、全身－器官（臓器）－組織－細胞－細胞内小器官という幾重にもわたる**階層構造**がある。不思議なのは、これらの階層構造のどこをとっても、そこに統合性が成り立っていることである。それぞれの部分はあくまで部分であり、上のものに成り代わることはできない。その一方で、個々の階層の構造体には、それぞれに完成された姿形がある。例えば、心臓は、全身の部分に他ならないが、同時に、筋肉、神経、血管などの組織を部品として構成された、一つの全体としての統合性を持った存在でもある。

このような構造的な統合性は、統合性のもう一つの側面である機能的な統合性と、よく対応している。これは、部分が部分として機能しながら、全体が全体として機能していることを意味する。ある生物が「生きている」というのは、通常は一つの個体が全体として生命活動を行っているさまを言い表している。しかし、生物の部分である臓器、組織、細胞は、それぞれに固有の機能を果たしている。

心臓や筋肉は、それぞれが特定の機能を果たす構造体として完成しているように見えるし、これらを構成する微細な細胞さえも、細菌や酵母のような一個の独立した生命体に思えるほどの、全体としての完成度を持っている。その一方で、これらは一つ上の構造体が機能するのに欠かせない部分でもある。細胞は組織の機能に欠かせない部品であり、同じことが組織と臓器、臓器と全身との関係についても言える。部品が集まって全身ができ、動き回ったり、獲物を捕らえて食べたりする。

このように、**部分に相当するものが、あたかも一個の独立した全体であるかのような統合性を持っている**という仕組みは、生物以外では容易に見いだすことができない。人間が作った工業製品にはそのようなものがあるが、生物の複雑さには比べるべくもない。

好例が時計である。時計は、もちろん全体として完成され、時間を計る機能を果たしているが、部分である文字盤や香箱（ゼンマイを収めている小さな箱）にも、一定の完成された構造と機能がある。おのおの時刻を表示したり、動力を発したりといった、個別の機能を果たす小さな構造体である。ただし、それらをさらに細かい部品に分解すれば、それ以上に微小な構造体を見いだすことはできない。ネジとか歯車などの部品は、金属や樹脂の塊でしかない。

統合性と死

このように高度な統合性を持つことが、生物の身体の特徴である。しかし、その統合性こそが、生物に有限性、すなわち死をもたらすものらしい。

時計を分解して、机の上にすべての部品を並べる。その後、それらを組み立てる。組み立て直した時計に、ゼンマイを巻き直すなど、元と同じ動力源を与えれば、時計は再び動き出すことだろう。時計の統合性は、バラバラな部品に分解しても回復させることができるのである。

しかし、蛙はそういうわけにはいかない。

蛙を解剖して、すべての臓器を取り出してから、再び縫い合わせたところで、蛙は生き返らない。時計の歯車やゼンマイは、金属の塊として、机の上でただ静止している。一方、蛙の臓器は無数の細胞でできていて、バラバラに切り分けられた瞬間から、そこで行われていた多数の化学反応が順次停止していき、細胞の中にある消化酵素を貯めている袋が破れて[★8]、細胞が自己融解を始める。そうやって自己破壊が進んでいく臓器を、乱暴に縫い合わせたところで、元には戻りようがないのである。

では、**再生**という現象についてはどうか。
蛙の身体の、ごく小さな一部を切り取ったときに、そこが再生される場合がある。蛙とか人間のような複雑な動物では、再生が起こるのは、相当に小さな部分を失った場合に限られる。例えば、数ミリメートル四方の皮膚を切り取っても再生されるが、手指の先端部分を、関節を含めて切断してしまえば、二度と再生されない。[★9]

もっと他の生物に目を向けてみても、多細胞生物で、**不死**（immortality）に近い状態を手に入れられているのは、かなり例外的な場合に限られる。カイメン、クラゲ、サンゴ、ヒドラなどの底生動物や、ヒラムシなどの初期の二枚貝の中には、相当に長く生きるものがある。奄美大島の西側73キロメートルの、沖縄トラフの深海で発見された六放海綿類の個体は、約1万1千年も生きていたとされる。[★10] 植物にも目を向ければ、数万年も生き続けている可能性があるアメリカヤマナラシの森がある。[★11]

こうした長生きの生物に共通しているのは、再生や若返りをするのに必要な、多能性幹細胞《たのうせいかんさいぼう》をたくさん備えていることである。[★12] 多能性幹細胞とは、身体の中にある、さまざまな細胞を作りだす能力を持った細胞である。人間を含む多くの多細胞生物は、残念なことに、この多能性幹細胞をあまり多く持っていない。その理由は、多能性幹細胞が暴走してしまうことで生じる有害事象のリスクが大きいことにあるらしい。

多能性幹細胞の暴走とは、細胞分裂が永久に起こり続けることや、異常な組織を作り出してしまうことなどである。私たちがよく知っている例でこれに最も近いのが、がんという病気であろう。多能性幹細胞をたくさん備えていない私たちも、がんに罹る。多くの場合、がんに罹るのは一定の年齢になってからだが、もしも私たちがもっと多くの多能性幹細胞を持っていたならば、その分、がんを発症するリスクは高まり、もっと若い年齢でがんになる人が増えるはずである。

生物進化の観点からすれば、多能性幹細胞を多数保持することで、こういった現象が生じて種を保存できなくなるリスクが高まる。このリスク、すなわち**多能性幹細胞が暴走するリスクは、個体の死と引き換えにしてでも回避すべきものである**らしい。リスクについての、このような割り切った計算によって、多細胞生物の個体は、死ぬようにできているのである。

よく知られているように、個体の老化や死は、遺伝子に組み込まれている。生物進化の仕組みの中には、私たちの感情を逆なでするようなものがあるが、個体の死は、その最たるものだろう。個体の死は、種の維持のために有利なものとして、進化の過程で採用された現象なのである。

私たちは本書で倫理について考えようとしているが、倫理の最も根本的なところにあるのも、個体の死という現象だろう。人間に寿命というものがなければ、私たちの倫理についての考え方は、まったく違ったものになっているはずである。

2 心の弱さ

心と魂

次に、私たちの**心**（mind）の弱さについて考える。

人間の弱さについて書かれた本の多くが、身体よりも心の弱さに焦点を当てている。どうやら、現代の人たちは、身体よりも、心の弱さの方に関心があるらしい。しかし、心の弱さは、身体の弱さと不可分のものだろう。なぜなら、そもそも脆くて有限な身体で生きている私たちの心は、弱くて当然なのだから。

例えば、私はいま、身体という自動車を運転している、と考えてみる。自分の乗っている自動車が、とても壊れやすく、しかもいずれは自壊する仕組みになっていると知ったときに、心穏やかに運転を続けられるだろうか。自動車を止めて、降車したい気持ちにもなるが、それはできない。私たちは、自分の身体から降りてみる、ということができない。自動車から降りてしまえば、私たちの心の居場所はどこにもないのである。

いや、人間の心は強いものだと、考える人もいる。

例えば、フランスの科学者・哲学者のブレーズ・パスカルの「人間は一本の葦にすぎない。自然のうちで最も弱いものである。だがそれは考える葦である」[★13]というよく知られた言葉がそうだろう。パスカルは、人間の身体の弱さと心の強さとを対比している。身体は脆く有限だとしても、心――少なくとも、その本体であるはずの**魂**（spirit）は強く、かつ永遠に存続する。彼らはそう信じていた。

パスカルの時代の西洋の知識人の多くにとって、魂は神が人間の身体に吹き込んでくれたものだった。パスカルの言葉は、このようなキリスト教の信仰に裏づけられたものであり、そこには、神が作った魂としての心は有限ではないという確信が隠れている。

キリスト教に限らず、宗教を信じている人の多くは、**心の本体としての魂の不死性**を信じている。魂をどんなものとして捉え、どんな言葉で言い表すかは、宗教によって異なるが、それが不死であることを信じる点は、大半の宗教に共通している。身体は消滅しても、私たちの魂は、あの世でも存続するか、あるいはふたたびこの世に生まれ変わると信じている。

ただ、そう信じる人たちにとっての問題は、魂が不死であったとしても、人間の心は弱いという、人間が神ではないがゆえの矛盾だろう。魂は揺らぐことのない盤石なものだとしても、その表層に浮かんでいる私たちの心は、毎日の暮らしの中で経験するさまざまな出来事や、他人との関わりによって揺らぎ、悲しみ、苦しむ。

宗教は、そういった心の揺らぎをどう捉え、どう応じるべきかを教える。神がすべてを見ているのだから、とか、あなたを苦しめているその人もまた神の被造物なのだから、とか、その苦しみは、あなたが輪廻を繰り返してきた中で蓄えられた業《カルマ》によって生じるのだから、というように。このいずれの場合でも、そこに人間の心は弱いものだという前提がある。信仰の有無にかかわらず、人間の心が弱いという認識は共通している。

主体性の代償としての心の弱さ

私たちの身体の弱さは、高機能であることや、高度な統合性を持っていることの代償だと考えてきた。心の弱さも、何かの代償と言えるだろうか。

先ほどの、自動車の喩えで考えてみればよいかもしれない。

私たちは、身体という、壊れやすく、しかもいずれ自壊する自動車に乗っている。いっそのこと、そんなことを知らず、壊れることもなく、永久に動き続けるのだと、信じていられたらよいのかもしれない。しかし、走っているうちに病気にもなるし、周りでは年長の人が死んでいくのを目にする。やはり、多くの思想家たちが口を揃えて述べてきた通りで、人間は**自らが死すべき存在であることを知っている生き物**である。

そのような認識を持つことを、多くの人たちが肯定的に論じてきた。ブッダやソクラテスのような古い時代の思想家も、今日の心理学者も、自分の脆さや有限性を自覚することは、人間の心を豊かにするもので、よりよく生きることにつながる、というようなことを述べている。

なるほど、確かにそのように思える瞬間がある。

しかし、その瞬間がずっと続くとは限らず、心の状態は日々変動する。心が折れそうになる出来事は、日々起こってくる。人間関係に思い悩み、自分のふがいなさに失望し、不運な出来事の前でなすすべもない。そのように、毎日の暮らしの中で生じる心の揺らぎに、どう対処すればよいのか。

　そう問うたとしても、多くの思想家たちは、それは自分で考えるべきだと答えるだろう。自らのことは自ら処さなければならない。身の処し方を他人に委ねるべきでない。誰もあなたの代わりに決めてはくれないし、仮にそんなことを申し出てくる人がいたら、その人はあなたを利用しようと考える悪人に違いない、等々。

　この、**自分で決めなければならない**という、至極自明なこと、つまり、私たちが自然から与えられている**主体性**というものが、私たちの心の弱さの根本原因ではないだろうか。

　要するに、自動車が壊れる日が来るまで、私たちは自らの判断で運転し続けなければならないのだ。道が曲がるたびにハンドルを切り、分岐点に差しかかるたびに、どちらかを選ぶ。アクセルやブレーキの踏み加減も、自分で決める。そもそも、どこを目指して走るのかも、自分で決める。

　この、行き先を決めるというのが、いちばん厄介かもしれない。

　ハンドルやブレーキの操作は、行き先さえ決まれば、折々の必要に応じて行えばよいので、さほど難しいことではない。しかし、行き先を決めるのは、そう簡単ではない。なぜなら、そこを目指すことに、多少なりとも**意味**を見いだせなければ、運転が辛いものになるに違いないからである。

　車が壊れるまでの、おおよその時間は決まっている。それを決めたのは、自然なのか神なのかわからないが、私たちの車を眺めて、時計に目をやっている。彼らに、どこへ向かえばよいのかと聞いても、行き先を示してくれるとは限らない。

心が介在しない行動

主体性が心の弱さの原因ならば、いっそのこと、それを放棄してしまいたい気持ちにも襲われる。例えば、最新の自動車のように、運転をコンピュータがしてくれる仕組みがあればどうだろうか。他の人間に判断を委ねるのとは違って、コンピュータは私の生存に最適な判断をしてくれる。私が運転するよりも、コンピュータがハンドルやブレーキを操作してくれる方が、よほど安全かもしれない。

考えてみれば、私たちの身体には、そのような仕組みが備わっている。

私たちの行動のすべてが心によって起こされているわけではない。例えば、熱いものに触れたときに瞬時に手を引っ込める**反射**（reflex）は、刺激を受け取った感覚神経が、脳による判断を待たずに、筋肉を動かすことで生じる。これは、心が介在しないものであり、**行動**（action）ではなく、**運動**（motion）と呼ぶ方が一般的である。

植物に目を向ければ、光の差してくる方向へ茎を伸ばし、重力の方向に根を伸ばし、夜になって気温が下がると葉を縮ませる。こうした**屈性**（tropism）や**傾性**（nasty）と呼ばれる一連の現象は、植物が行う運動として捉えることができる。動物の運動に比べればゆっくりとしたものだが、その理由は、動物のように脳‐神経‐筋肉を使うのではなく、ホルモンのような分子を介して、細胞の体積を増減させたり、細胞分裂を促したりすることで起こされるためである。

植物の屈性や傾性のような仕組みは、人間を含む動物にも備わっている。環境の変化などに合わせて、ホルモンが身体の中で分泌され、代謝や血圧、体温などが自動的に調整されている。植物とは違って、動物では神経組織や免疫組織も関与して、体内環境の自動的調整を行っている。このような自動調節の仕組みは、**ホメオスターシス**（homeostasis）と呼ばれている。[★14] これは、先ほどの自動車の喩えで言えば、私たちの身体を、ある程度は自動運転してくれる仕組みだろう。ホメオスターシスは、必ずしも「運動」とは呼べないが、心が介在しない現象であることは、確かである。

もしも私たちが、いっさい心を介在させずに、すべての判断を行い、すべての行動を起こしているとしたら、どうだろうか。

おそらく、そこにある私たちの姿は、人間というよりは、自動機械のようなもの、あるいは、オーストラリアの哲学者デイヴィッド・チャーマーズの喩えを借りれば、**ゾンビ**のようなものに見えるだろう。[★15] ゾンビには、心の弱さはないだろう。そもそも彼らは心を持っていないのだから。

しかし、私たちには、ゾンビとは違うにしても、心をほとんど介在させずに判断や行動を行っている場合がある。歯磨きをしたり、靴を履いたりする行動は、反射やホメオスターシスではないが、深く考えずに行っている。そういった、心を介在させない行動は、私たちを思い煩わせることがない。

主体性とは何か

さて、私たちは、**弱さと倫理**について考えようとしている。

心が介在するか否かは、倫理を考える上では、きわめて重要である。例えば、熱いものに触れ、手を引っ込めた際に、その手が近くにいた人にぶつかって怪我を負わせた場合、それが倫理的に誤った行動だったとは考えない。意図的に怪我を負わせた場合と何が違うのかと言えば、それが心が介在する行動であったかどうかの違いである。

心が介在する行動のことを、意図的な行動とか、特定の目的を持った行動と呼んだりする。しかし、「意図」や「目的」は、その内容が何であるかに関心を向ける概念である。法学分野では、ある事情を知らないことを「善意」、知っていることを「悪意」という。哲学、心理学、認知科学、精神医学などの領域では、心の内容、あるいは状態や働きについて、多数の観点から捉えられた、無数の概念が存在している。

その中で、ここでは主体性という概念だけに注目する。

主体性（agency）とは、**自ら判断し行動する能力**を意味する概念である。[★16] 意図や目的のように、内容に注視するものではなく、判断や行動を自ら行うことができるという、能力に注視する。ただし、本当に自ら判断できているのか、判断に必要な情報を十分に理解できているのか、あるいはそこに何らかの強制力は働いていないのか、どんな環境下で判断を下しているのか、というように、真の意味で自ら判断し行動できるかを厳格に問うものではない。自己決定にそのように厳格さを求める概念としては、医療倫理などでしばしば持ち出される**自律性**（autonomy）などがある。

主体性は、自律性ほどに厳しい要件を伴うものではない。他者の指示によらずに、自らが判断できるなら、それで十分に主体性があると見なされる。端的に言えば、人間以外の動物の多くには、自律性までは認められないにしても、主体性があると言うことはできる。一般化して言えば、**心を持つ存在には主体性がある**ということになる。

２０１２年に、神経薬理学、神経生理学、神経解剖学、コンピュータ神経科学の各領域の国際的な研究者のグループが、ケンブリッジ大学で開催された「ヒトとヒト以外の動物における意識に関するフランシス・クリック記念会議」で、「意識に関するケンブリッジ宣言」を発表した。★17 それによれば、人間のような大脳新皮質を持たない動物が「感情状態（affective states）」を経験できないわけではなく、多くの動物にも、「意識状態の神経解剖学的、神経化学的、神経生理学的な基盤」があり、「意図的な行動」をとる能力があるという科学的根拠が集積されている。しかも、そのような意識状態の基盤は、人間に近いサルのような動物だけでなく、哺乳類と鳥類のすべてが保有しており、タコのような無脊椎動物でも見られる場合がある。

この宣言の「意図的な行動」とは、先ほどから述べている「心が介在する行動」のことであり、これを行える能力を主体性と呼んでいる。

心が介在しない、主体性のない行動とは、反射、傾性、ホメオスターシスのような自動化された行動である。言うまでもないことだが、私たちは熱いものに触れて手を引っ込める際に、葛藤を感じない。体内の電解質量が増えたことを受けて、抗利尿ホルモンが分泌される際には、そのようなことが体内で生じていることにさえ気づかない。これらの行動には、心が介在していない。

これに対して、心が介在する、主体性のある行動は、私たちが自由に行える一方で、しばしば葛藤をもたらす。

先ほどは自動車の運転で考えたが、私たちが主体性を発揮しなければならない局面は、実際には非常に複雑なものであり、考慮すべき多数の要因が絡んでいる。先行きの見通しもきかないのに、難しい判断を下さなければならない局面が、生きている時間の中でずっと連なっていて、ある時点で下した判断が、それ以降の選択肢を限定してしまう。後戻りはできず、これまで自分が下してきた判断を振り返って、悔恨の念に苦しむかもしれない。

このように、主体性こそが、私たちの心の弱さの根本原因なのである。

3 他者との関わりの中での弱さ

手段化されること

さて、ここまで考えてきた、身体と心の弱さは、あくまで一人の人間、一個の生物個体が持つ弱さであった。しかし、人間を含む生物個体の弱さには、**他者に対する弱さ**（**対他的弱さ**）という、もう一つの側面がある。

対他的弱さにも、いくつかの種類がある。その一つが、他者による**手段化**（instrumentalization）である。

二つの生物が相対したとき、一方が他方を捕食する、というようなことが起こる。これは、被食者が捕食者に対して弱いという、対他的な弱さの単純な例である。二者関係という視点で捉えると、捕食者が被食者を、栄養摂取という自らの目的のための手段にしていることになる。捕食という現象は、主に動物によって行われるが、手段化という二者関係は、植物や微生物を含めて、あらゆる生物が何らかの形で持っている。

動物が他個体を殺して食べるのは、他個体を栄養として摂取する目的で行われる。植物は、食虫植物のような特別な場合を除いて、自分の手で他の生物を殺して食べることはない。ただ、彼らは他の生物が死んでから、それを栄養として利用している。植物は、光合成によって糖を作ることができるが、タンパク質は作れない。タンパク質の材料となるアンモニウム塩やリン酸塩などは、土の中にあるものを、根から吸収しなければならない。それらは、他の生物が死に、分解されることで、土の中に存在している。つまり、植物は、動物が死ぬのを待ってから手段化している、と言うことができる。

このように、人間以外の生物も含めて考えると、私たちの対他的弱さの一つの特徴が、**他者の目的のために手段として利用されやすいこと**にあるように思えてくる。このように考えれば、動物どうしの捕食も、植物や微生物が死んだ生物を栄養として利用することも、あるいは、本書の後半で取り上げる、人間どうしで行われる、搾取や奴隷化についても、同じように捉えることができるだろう。

依存

対他的弱さのもう一つの側面は、手段化されやすいことと密接に関係しているが、それとは明らかに異なる特徴を持っている。

それは、他者への**依存**（dependency）である。

まず、手段化の結果として成立する依存というものがある。先ほど見たような、捕食や栄養化という関係を持っている生物の間には、明確な依存関係が成り立っている。捕食者は被食者がいなければ飢えて死んでしまうし、死んで栄養になってくれる生物が絶えてしまえば、植物も微生物も生きていけない。つまり、栄養摂取のために、生物どうしは依存し合っているのである。

これに対して、他者による手段化とは正反対にあるかのような、別の依存がある。それは、他者に利益を与えることによって形づくられる依存である。

このタイプの依存のうち、異なる生物種の間で行われるものの典型が、**共生**（symbiosis）である。最近の研究によると、共生は、私たちが思っている以上に、生物の世界で広く行われているらしい。

例えば、植物は、草食動物に食べられると、土壌中の真菌（カビやキノコの仲間）のネットワークを介して、近くに生えている植物に、攻撃を受けたという情報を伝達することができる。[★18]同じ種の植物でなくとも、この情報を受け取ることができるため、同じ場所に生えている種類の異なる植物が、お互いに助け合い、依存し合っていることになる。

さらには、ウイルス、細菌、真菌といった微生物は、私たちの体内に侵入すると、病気のような有害事象を引き起こすイメージが持たれがちだが、その逆のことをしている例もある。例えば、ハイポウイルスは、樹木の三大病害の一つとして恐れられてきたクリ胴枯病を引き起こす真菌の病原性を低下させる。また、米国のイエローストーン国立公園に生息するキビ属の植物は、体内に真菌が入り込むことで、65度もの高温に耐えられる強い耐熱性を獲得し、火山活動による高い地熱の土壌でも生育できるようになる。しかも、その真菌が耐熱性を発揮できるのは、その真菌の体内に感染しているウイルスの作用によるらしい。[★19]

同種の生物においては、依存は、個体にとっても種の保存にとっても決定的に重要な意味を持っている。

哺乳類や鳥類などで広く見られる、親による子の養育は、その典型である。この仕組みを持つ動物では、子は養育されない限り、正常に生育することができない。つまり、子は、親という他者に完全に依存しているのである。

また、子を養育しない生物も、お互いに依存し合っている。

人間は社会的動物だと言われるが、広い意味で社会的動物でない動物は、少ない。動物の中には、オオアリクイのように多くの時間を単独で過ごすものもいるが、それでも発情期になれば交配相手を見つけようとする。

集団の最小単位とも言うべき一対のメスとオスのつがいで暮らすもの、家族や小集団で暮らすもの、数百匹規模の大きな集団で暮らすものなど、実にさまざまなものがいるが、いずれについても、集まって暮らすことで、食べ物の確保や、天敵からの防御がしやすくなり、個々の個体が持っている弱さが緩和される。オオカミやハイエナのように、集団で狩りをする動物は、自分より体の大きな動物をも倒すことができる。ミツバチは、何倍もの体重を持つオオスズメバチに襲われたときに、数百匹が密集して翅《はね》を小刻みに震わせ、発生する熱で相手を殺してしまう。

このように、同種の個体集団は、集団を作るという一点だけでも、相互に依存し合っていると言えるのである。

争い

その一方で、集団を形成することで生まれる対他的弱さというものがある。

集団を作る動物について言えば、集団内での争いが生じる。食べ物など、生存のための資源が不十分な場合には、その配分をめぐる争いが激しくなり、集団そのものが滅んでしまう場合もある。

同種内の争いは、食べ物や住処のほかに、生殖をめぐっても生じる。種によっては、争いの激しさは、同種の個体を殺すほどのものになる。それが顕著に見られるのが、**知能**という言葉で表せるほどに、心を発達させた霊長類であり、とりわけ人間である。

霊長類の中で、人間とチンパンジーにおいては、喧嘩相手を追い払うだけでは気が済まず、その者を殺すまでの**暴力**を振るう。これについて、霊長類学者の古市剛史は二つの理由を挙げている[★20]。一つは、妊娠出産と授乳の期間が長く、メスの発情が抑制されて、オスどうしの競争が激しくなったことであり、もう一つは、時間的、空間的広がりに対する認知能力の高さである。他の動物が、「今の」「ここの」利益やリスクを原因に争い、それが解決すれば攻撃をやめるのに対して、人間とチンパンジーは、「将来の」「あそこでの」の利益やリスクを想像することができるために、目の前にはない問題を想定し、それを潰しておくために、他個体を殺すのだという。

人間の暴力の激しさ、規模の大きさは、他の動物と比べれば、ほとんど常軌を逸しているようにさえ思える。集団の最小単位とも言うべき二個体間での暴力、家族・学校・職場のような小集団での暴力、国家規模の大集団での暴力と、人間が他個体と関わり合う場において、つねに暴力が生じ、集団の規模に見合った数の個体が犠牲となり、殺されてきた。そうやって、数百万、数千万の人が殺される戦争や虐殺が歴史に刻まれてきた。

今日では暴力による死の可能性が、人類史の中で最小限に抑えられているとされるが[★21]、それはひとえに、人類が暴力を抑制するための仕組みを築いてきたからに他ならない。

4 技術による弱さへの対抗

弱い肌と衣服

さて、ここまでずっと、人間の弱さ、あるいは生物一般の弱さを見てきた。ここからは、話を人間のみに絞る。

人間の弱さは、本質的には他の生物と異なるものではない。むしろ、同じような大きさの動物、ヒヒとか、イノシシ、小さなイルカ、大きなイヌなどと比べれば、人間の身体は、物理的には相当に弱い部類に入るだろう。

その象徴が、私たちの**肌と服**である。

他の生物と違って、私たちは服を着る。衣服がなかったら、私たちは、擦ったり切ったりした傷や、熱や紫外線の火傷でもっと頻繁に苦しむだろう。こんなに弱い肌になったのは、人間が体毛を失った結果にほかならない。

体毛がなくなったのは、私たちの祖先が生活環境を拡大し、天敵であった大型肉食動物の活動が不活発な昼間に行動するようになり、高温な環境で動き回っても体温が上がりすぎないための仕組みが必要だったからだと説明されている。[★22] 保温効果のある長い体毛がなくなり、熱を放出するために皮膚に汗腺が増えるように進化した。人類が誕生したアフリカ大陸を出て、もっと寒い高緯度地方にまで生活圏を拡大させると、当然ながら低温への対策が必要になり、他の動物を狩って手に入れた皮革や、植物を編んだ繊維を身につけるようになった。[★23]

二足で立つ猿の仲間が現れたのは６００万年前頃とされる。石器の使用は約３００万年前ほどからとされるが、衣服を仕立てるために使ったと思われる石器は、40〜70万年前のものである。[★24] 人間の身体にフィットして、動作を妨げないような衣服を作るためには、骨などを用いた千枚通しや針のような道具が必要で、材料としても、なめした皮や植物の繊維などが適している。こういったものを使えるようになったのは、さらに後の時代であり、一例として、ジョージア共和国の約3万前の遺跡から、染色された亜麻の繊維が出土している。[★25] 人類がアフリカを出てユーラシア大陸の北部までたどりついたのは、3〜5万年ほどの間のこととされているので、この時期に、人類は今のものに近い衣服を纏《まと》ったのだろう。

技術による、身体的な弱さへの対抗

こうして考えてみると、人類にとって、**技術とは、自分たちの弱さに対抗するために生み出したもの**ではないかと思えてくる。

自然の進化によって、人間は昼間の暑さに適応する肌を手に入れた。しかし、その代償としての肌の弱さ——物理的な弱さと耐寒性の低さ——を甘んじて受け入れず、それに対抗するために、皮革や繊維を加工して衣服を作りだす技術を発明した。同様に、自然に備わった手足や歯だけで手に入れる食べ物でよしとせず、猟具や農具を発明し、自然に生じる病気や死に対抗するために、薬や医術を編み出した。

ただし、これらの技術によって、私たちは自分たちの弱さを**克服**できているのではなく、あくまで**補完**しているにすぎない。

耐寒能力の低さを克服した状態というのは、私たちの皮膚にトナカイのように密な体毛が生えたり、アザラシのように厚い皮下脂肪が作られる、というような変化が生じて、それが常態化することだろう。このような、身体そのものの変化によって弱さが克服されるには、遺伝子に変異が生じる必要がある。そうでなければ、身体の変化は子孫に受け継がれるものにはならない。

これに対して、衣服は、それを纏っている間は寒さに耐えられるが、はがされてしまえばそれまでである。つまり、私たちが低温に弱いという性質そのものは変わっていない。猟具や農具についても、薬や医術についても、それらを使っている間だけ、私たちの身体の弱さが補われるのである。

遺伝子の変異によって、身体の弱さが克服されるには、長い時間がかかる。一匹の生物が生きられる時間で実現できるものではなく、何十世代、何百世代にもわたる時間が必要である。これこそは、進化のプロセスであり、生物がたどってきた長い道のりである。

これに対して、人間はせっかちで、幾世代にもおよぶ長い時間の経過を待っていられず、短い人生の時間の中で、自分たちの弱さが見かけ上は克服されるよう、さまざまな技術を考案してきた。これこそが、人間にとっての技術であり、人間と他の生物との決定的な違いだろう。

心の弱さに対抗する技術

では、心の弱さについてはどうだろうか。

肌の弱さに対する衣服のようなものが、心の場合にはあるだろうか。

心の弱さに対抗するための、人類の技術的産物というものを考えてみると、現在の精神科で処方される**向精神薬**などが思いつく。

古い時代には、それに相当するものとして、**酒と麻薬**の類いがあった。「向精神性のある

（psychoactive）」とか「酔わせる（intoxicating）」と呼ばれる作用を持つものが、自然界に存在することに、人間は相当に古い時代に気づいていた。酒については、紀元前3千年頃のメソポタミアの粘土板にビールの作り方が描かれているし、それよりずっと前から、自然に発酵した果実酒などを飲んでいたものと考えられている。[★26]

大麻草は、中央ユーラシアの、草原と森林で覆われた一帯で発見されたと考えられている。少なくとも紀元前1千年頃までには、大麻が、食用でもなく、衣服や住居の材料としてでもなく、向精神作用のあるものとして使われていたことが分かっている。[★27]

酒や麻薬の類いが、心の弱さに対抗するための技術的産物だと言っても、否定する人はあまりいないだろう。しかし、これらが諸刃の剣のようなものだということもまた、私たちはよく知っている。

これらを使うことで、少なくともいっときは、自分の心が強くなったように思えるかもしれないが、その効果は長続きしない。そのために、酒や麻薬を過度に、繰り返して使う人が出てくる。そして、酒や麻薬がなければ心が崩れ去ってしまうかのような、依存症へと追い込まれてしまう。

そのような弊害は、相当に古い時代から知られていたらしい。とりわけ、酒は気分を高揚させて、宗教的な祭祀《さいし》に使われることも多かったために、完全に禁じることが難しい。過度な飲酒を禁ずるお触れを出しても、抜け穴を見つけて飲む人が現れる。イタチごっこを繰り返して、次第に厳しく取り締まるようになっていった例が、イスラム教である。

ムハンマドが啓示を受けた初期には、飲酒にはよい点もあると認められていたが、酔っぱらって礼拝に来る者が問題になり、飲酒しての礼拝が禁じられた。その次の段階で、飲酒は悪魔が信仰を妨げる計略によるものだとして全面的に禁止され、初犯は40回あるいは80回の鞭打ち、3～4回目の再犯では死刑に処されるという、厳しい罰則も作られた。[★28]

飲酒の歴史を概観したマーク・フォーサイズは、古今東西の飲酒文化を二つの型に分類する方法を紹介している。[★29] すなわち、ウェットな文化とドライな文化である。

ウェットな文化はアルコールに寛容で、一日中ちびちびやって愉快に過ごすが、倒れるほどに酔っぱらうことは少ない。ドライな文化は、アルコールに厳しいが、かといってイスラム教のように完全な禁酒を強いるとは限らない。ドライな文化の特徴は、飲酒の解禁についての厳格なルールを持ち、許される場合にだけ飲む、というものである。飲むときには大いに飲むが、それ以外の状況ではいっさい飲まない。

いずれの文化も、節度が保たれていれば、心の弱さを補うほどの効果があると言えるのかもしれない。しかし、こういった文化そのものが脆さを持っていて、容易に壊れてしまうこともあるらしい。

アステカ族の文化はドライ型の見本のようなものだった。普段は酒に触れることも許されないが、宗教的祭日には大いに飲んで酔っぱらい、神の存在を体験する。このシステムは、暦の知識によって機能していた。一年間のうち、飲んでよい時期の到来を知るには、太陽や星の動きのような自然界のリズムを正確に把握する技術と、それによって作られる暦が要る。彼らはそれを発明していた。

ところが、西洋の人たちがやってきて、彼らを征服し、彼らの暦をも破壊したことで、ドライ文化の習慣が破綻した。その結果、何が起こったか。スペイン領メキシコの先住民の間で、アルコール依存症が蔓延したのである。[★30]

他個体に対する弱さの克服——武器の発明

さて、身体の弱さ、心の弱さに加えて、私たちの持つもう一つの弱さが、**対他的弱さ**であった。これにはいくつかの側面があったが、他者による手段化と、他者との争いで打ち負かされるという意味での弱さについては、これを克服する技術がある。

言うまでもなく、**武器**である。

武器は、猟具から転用されたものが多いと考えられているが、非常に早くから作られ、たえず改良が重ねられ、相当な速さで進化し、多様化した道具のジャンルと言ってよい。棍棒で叩きのめし、刀剣で斬りかかり、槍や矢を離れたところから飛ばして貫く。相手を脅かし、懲らしめるだけのものではなく、完全に殺してしまうような武器を次々と作り出してきたことが、人間の道具史に刻まれている。

ドイツのシェーニンゲンの、約40万年前の遺跡から、木製の投げ槍が発見され、早くも前期旧石器時代に、人間が殺傷能力のある道具を使っていたことが明らかになった。[★31] 2~3万年前の遺跡からは、石の矢尻や、マンモスの牙から作られたブーメランが見つかっている。[★32] 紀元前5千年頃には金属製の剣が作られるとともに、馬が家畜化されて、戦いのスタイルを一変させたと考えられている。紀元前2千年頃には城壁で囲まれた集落が現れ、紀元前1千年頃にはそれを打ち破る城壁破砕器が作られた。7世紀に中国で黒火薬が発明され、11世紀には火薬を製造する工廠《こうしょう》ができ、12世紀には金属製の銃身を持つ銃砲が作られ、14世紀には重い金属の弾丸を放つ大砲が英国で作られ、やがて用途に応じた大小の銃砲が世界中に広がっていった。[★33]

1991年に、イタリアとオーストリア国境の氷河で、5千年以上前に死んだ一人の男性の遺体が発見された。[★34]最初は「アイスマン」と呼ばれたが、彼が見つかったエッツタール・アルプスにちなんで「エッツィ」と名づけられた。

エッツィは、本章で概観してきた、人間がその弱さを克服しようとして開発してきた技術史の一端を垣間見せてくれた。氷づけになっていたために、遺体そのものだけでなく、身につけていた衣服の類いも、良好な保存状態だった。エッツィは、革のコート、革のレギンス、毛皮の帽子、干し草を詰めた靴を身につけていた。寒さに対する十分な備えを持って活動し、当時はもっと気温が低かったはずの、アルプス山中で死んだ。

動物を資源として利用し、一部は家畜にしていたらしいことも分かった。DNA分析によって、革は家畜化された動物（ヒツジ、ヤギ、ウシのいずれか）に由来することが分かった。帽子の毛皮は、ヒグマ由来だった。[★35]

遺体の保存状態が良いために、法医学の専門家が呼ばれて死因の探索を行った。死体を検分したミュンヘン市警のアレクサンダー・ホーン刑事は、エッツィは、30メートルほど離れた場所から弓矢で射殺されたと考えた。30分ほど前に食事を終え休憩していたところに、不意打ちを食らったらしい。エッツィの右手には、死の1、2日前に受けた傷があった。

ホーン刑事によれば、それは「典型的な防御創」で、刃物で襲われた際に、それを摑んで押しのけようとした傷だという。接近戦では勝ち目がないと考えた相手が、密かにエッツィを追ってきて、丘の上から彼を弓矢で射殺したに違いなかった。動機についても、ホーン刑事は現代の殺人とまったく同じように推理した。エッツィが持っていた貴重な銅製の斧などを盗んでいないことからすると、犯人は「何らかの強い個人的な感情」から、殺人を行ったらしい。[★36]

私たちとエッツィの間にどんな違いがあるだろうか。

寒さに耐え、食事をとり、敵対する相手と戦うといった行動そのものは、5千年の時を経てもまったく変わっていない。しかし、弱さへの対抗手段として利用できる技術を比べれば、エッツィと私たちの間には、相当に大きな違いがある。

寒さへの対抗手段として、私たちは石油由来の軽くて防水性に優れた繊維に、野鳥の羽毛を詰め込んだ、きわめて保温性に優れた衣服を身につける。敵を倒す武器としては、単独で行動する兵士であっても、1キロメートルにおよぶほど射程の長い銃火器や、暗闇でも相手を確認できる暗視装置を身につけ、周囲の岩石ごと敵を吹き飛ばせる小型の爆弾も携行できる。

負傷した際に受けられる医療もまったく違う。エッツィの時代でも、地域によっては、外傷、骨折、脱臼への外科的処置が行われていた。ただし、その処置によって感染症に罹ることもまれではなく、処置自体が耐えがたい痛みを伴い、場合によっては失血死を招くものだった。消毒、麻酔、止血という基本的な技術が利用できるようになるのは、19世紀の終わりまで待たなければならない。

人間が、技術を使って自分たちの弱さに対抗してきたという視点で、エッツィが死んでから現在までの5千年間を振り返ってみると、そのほとんどの歳月において、人間の試みは、自然に対するささやかな抵抗でしかなかった。しかし、18世紀から今日までの、わずか200年ほどの短い期間に、人間の技術は、自然に脅威を与えるものに変わっていった。

第2章 医療技術による弱さへの対抗

「卵は取れましたか」――彼女が静かに聞いた。

「もちろん、すばらしい卵でしたよ。さあ、ゆっくり眠って下さい」

ブラウン夫人は2～3時間眠った。その日の午後4時、彼女はベッドを離れて少し歩いた。そして夕方にはベッドを離れて少し歩いた。別に無理しているようでもなかった。一方、卵と精子は培養器の中にあった。その晩10時までに受精は起こった。★1

（産科医／パトリック・ステップトゥ）

1　科学技術による弱さへの対抗

テクノロジーの飛躍

18世紀の後半に、英国で第一次産業革命が始まった。エネルギー源として石炭が使われ、家庭内手工業が機械化され、紡績業が発展した。蒸気機関の発明によって、手作業のための道具とは比べものにならないほど、大きな力を出す道具が作られた。

19世紀後半の第二次産業革命では、石油が主要なエネルギー源となり、さらには発電機が発明されたことで、人間は電気を手にした。1879年に、トーマス・エジソンが白熱電球を改良し、1882年に世界初の発電所を操業したことで、家々に電気の明かりが灯ることになった。

電気は、木材や石炭を燃やすよりも、はるかに温度の高い炉をもたらし、大量の鉱物を短時間で精錬することが可能になった。製鉄業や造船業のような重工業が飛躍的に発達し、高さが数十メートルもあるビルが立ち並ぶ、私たちがよく知っている工業都市の風景が現れた。自動車、電車、飛行機、船と、人間が乗り込む機械が作られ、大量の人が遠い距離を移動するようになった。

電気は通信技術も一変させた。1876年のアレクサンダー・ベルによる電話の発明は、今日のインターネットへとつながる、まったく新しい情報技術分野を切りひらいた。私たちはスマートフォンを手にしながら、つねにメッセージを交換し合い、世界のどこからでもリアルタイムで会議に参加できる環境で生きている。

工業技術の発達とならんで、過去300年の間に医学も大きく発展した。18世紀にザビエル・ビシャーが組織を、19世紀にルドルフ・ウィルヒョウが細胞を、それぞれ生体の構造上の単位と見なして病理学を一新した。驚くべきことに、それまでは、古代のヒポクラテスが説いた、4種類の体液が人体の主要な構成要素だという体液病理説が、二千年の時を経て信じられていた。

産業革命によって、人々が工業地帯に集まって暮らすようになり、人口密度の上昇に対して、衛生的な環境整備が追いつかず、感染症が流行した。微細なレンズを削り出す技術によって顕微鏡が発明され、さらにはほとんどの部分が透明である生物の細胞や、その内部の構造体を染め分けられる染色技術によって、感染症を引き起こす微生物を目視できるようになった。

エドワード・ジェンナーが牛痘種痘法を考案し、感染症の予防に道をひらいた。イグナーツ・ゼンメルワイスやジョゼフ・リスターらによる消毒法の開発、華岡青洲《はなおかせいしゅう》、ホーレス・ウェルズ、ウィリアム・モートンらによる麻酔法の発明、さらには止血や輸血、輸液などの技術の開発によって、長年にわたって医学の本流から逸脱するものと見なされていた外科領域が、近代医学の一大領域となった。

戻れない一線

こうして、20世紀が始まったわけだが、人類の技術開発による弱さへの対抗は、力強く大規模なものとなり、一方で不安を抱かせるようなものになった。国家や資本家によって行われる巨大な事業だけでなく、一般市民の生活に近いところでも、革新的な科学技術が姿を見せ、感情のざわめきを覚えることも増えていく。

そのような感情を抱いた人々の胸の内には、しばしば自分たちが**戻れない一線**（point of no return）を跨いでいるような感覚が生じた。生物化学兵器や核兵器のような強力な兵器を開発し、臓器移植や体外受精、遺伝子組み換えのような医療・生物工学技術を実用化し、森林を切りひらいて工業団地や農地にし、川を堰き止めて巨大なダムを作る。

こうした技術が実用化されそうになるたびに、その手前で立ち止まり、それ以上の技術開発を進めるべきでないと考える人たちが、反対の声をあげた。しかし、科学技術がもたらす利益を先読みする人たちの多くは、それこそは科学技術が躍進する**ブレイクスルー**の瞬間だと考えた。彼らにとって、そのような瞬間は、誰でも経験できるものではなく、自分たちがそこに居合わせている幸運さを祝うべきものだった。

科学技術がもたらす倫理的問題は、科学技術の実験プロトコルから自動的に生成されたものでもなければ、哲学倫理学の理論体系を延長して生まれたものでもない。それらは、テクノロジーの現場である病院や大学、あるいは街なかの工場の一隅で、そこにいた人たちの眼前で生々しく生じたのである。

そこに居合わせた人たちは、医師などの医療従事者や、大学のような教育機関に属する科学者、企業で雇用されている工学系のエンジニアなど、その立場はさまざまに異なっている。しかし、目の前で、新しいテクノロジーが生まれ、それが患者や一般市民のような人間や、実験動物や野生生物に適用される様子に、感情のざわめきを覚え、自分の信じる倫理についての信念を、再考させられた。

2　臓器移植の物語——乾燥した南アフリカの病院で

人間の弱さに対抗する技術としての医学

科学技術を、人間の弱さに対抗するための手段と考えた場合、医学には特別な位置づけが与えられる。人間が生物学的に持っている弱さを克服しようと考えた場合、その相当な部分が医学に委ねられるからである。

第1章で、身体の弱さを、脆さと有限さに分けて捉えた。これらのうち、医学がある程度の自信を持って対処できてきたのは、言うまでもなく、**脆さ**の方だろう。前の章で取り上げた、肌の弱さについて言えば、傷を負った際に、それを針と糸で縫合する技術は、相当に古くから使われていたらしい。[★2]紀元前3～4世紀に建てられた、古代エジプトのコム・オンボ神殿のレリーフには、骨折、脱臼などへの外科的な処置に使われる専門の道具が刻まれている。

もう一方の**有限さ**については、ある種の理想として不老不死を語る医師はいたとしても、それをただちに実現できると本気で考える人はほとんどいない。

例えば、今日の救命医療の現場では、自分たちの責務を、患者を死なせないことにあると考えて働いている人も多いだろう。運ばれてきたのが、大量殺人の犯人とされる人物であったとしても、その人が助かる可能性がある限り、治療やケアを提供する。頭の片隅で、救命したとしても、死刑になるのかもしれないなどと考えながらも、医療従事者の倫理的責務は、目の前の命を救うことにあると信じて、手を動かす。★3

救命医療に限らず、医療に関わる人たちの胸の内には、患者が目下の危機を脱して日常生活に戻り、そこで天寿と呼べる年齢まで生き、最終的には本人や周囲の人たちが「これでよい」と思えるような死を迎えるという未来像が抱かれているのかもしれない。そうであれば、医学というものを、**生物学的に可能な範囲で死を遠ざける技術**を探求する学問として定義することができるかもしれない。

もちろん、こんな割り切った定義でよしとせず、よき生、苦痛のない生、幸福の基盤としての健康をもたらす技術も、その定義に加えるべきだというのが、今日の医療についての共通理解になっている。

それでも、過去２００年ほどの間の技術開発の歴史を顧みれば、身体の弱さの克服のための医療技術が劇的に進展したというのが、公平な見方だろう。

２千年の歴史を持つ医学が、誰の目にも明白な治療効果を発揮できるようになったのは、19世紀にいくつかの感染症を制圧してからのことである。

感染症は、インフルエンザ、エイズ、コロナ等と、多くの人を死なせるものが次々と登場する。しかし、ワクチンや、治療薬、あるいは発症を抑える薬の開発によって、20世紀後半には、有効な武器を持って戦えるものになった。２０１９年に始まった新型コロナウイルス感染症では、ｍＲＮＡワクチンという画期的な技術が早くも２０２０年に開発され、翌年には世界中で使われるようになった。

壮年期や老年期に至るまでに人間を死なせる病気は、根治療法が確立しているものも多い。課題が残されているのは、慢性疾患と呼ばれる、人間の有限さによって生じるとも言える疾患群に対する治療法の確立である。がんや心臓病、脳血管疾患のように、死因の上位を占める疾患は、有限なものとして作られている私たちの身体にとっては、いわば起こるべくして起こるものである。

これらを完全に克服するためには、老化や死を生じさせる遺伝的プログラムそのものを書き換えるか、悪くなった部分を再生する技術を確立する必要がある。それが当面は不可能なのであれば、人工透析のように人工的な装置で臓器や組織の機能を代替させるか、あるいは他人の健康な臓器と交換するしかない。

そのような技術としての**臓器移植**は、今日の医療の中では確固とした治療法として位置づけられているが、初めて試みられた１９６０年代末からしばらくの間は、倫理をめぐって激しい議論があった。

移植医療の利益と害

世界初の心臓移植を行ったのは、犬を使って移植技術を完成させ、人間での実施を予告していたノーマン・シャムウェイではなかった。それは、シャムウェイがいたスタンフォード大学ではなく、世界の移植医療の技術開発を牽引していた米国ですらなく、南アフリカの、国際的にはほとんど無名だったグルート・シュール病院で行われた。

腎臓移植は１９３３年[★4]に、肝臓移植は１９６３年[★5]に行われていたが、心臓移植については、世界中の移植医たちが実施に際して、ある種の躊躇《ためら》いを感じていたとされる。その理由は、腎臓や肝臓とは違って、心臓の移植には特別な意味があったからである。

移植に用いる臓器は状態のよいものであるべきで、心臓については、動いているものを移植する方がよいことは明白だった。つまり、腎臓や肝臓の場合とは違って、心臓移植では、**死にかけている人から動いている心臓を取り出す**ことが、移植の成功のためには最もよい、ということになる。しかし、動いている心臓を取り出すことに躊躇いを感じる医師が、少なくなかったらしい。

そんな中で、「勇敢」とも「向こう見ず」とも訳せる英語のdareという言葉が似つかわしい外科医のクリスチャン・バーナード[★6]が、その躊躇いを打ち破ろうとした。彼は米国で移植医学を学び、南アフリカに帰国して心臓移植の準備を進めた。ケープタウン郊外の、テーブルマウンテンの乾燥した岩肌が間近に迫るその病院では、当時はまだアパルトヘイトが続いていて、救急搬入口も、白人用と黒人用に分かれていた。

バーナードは、資金を集めて、米国から人工心肺を購入し、心臓病の専門医に、移植の候補になりそうな患者がいればすぐに自分に紹介するように依頼した。

そのときの様子が、彼の著書に詳細に再現されている。それは、二人の医師の、倫理についての白熱した議論と呼べるものだった。議論の焦点は、移植医療の大きな倫理的課題である、**利益と害**をめぐるものだった。

相手は、グルート・シュール病院に心臓治療部門を創設したバル・シュライヤーである。シュライヤーは、心臓移植が患者の利益になるとは思えないという考えを、バーナードにかなり厳しくぶつけている。

「どうして今の時点で先に進めてよいと思えるんですか」

「準備は万端です。チームも作れましたし、我々にはノウハウもあります」

「どうして分かるんですか。犬の実験をしてきたからですか」

「それ以外に方法がありますか」

「犬たちは長くは生きていないでしょう。これをやるんだったら、もっと長く生きた例がないといけません」★7

相手がかなり手強いと感じたらしく、バーナードは感情を抑える努力をしながら、必死に抗弁した。

「犬の場合は、長く生きられるようにしようと考えてはいないんです。犬を人間なみに看護したりはできませんし、人間のように免疫抑制剤を使ったりはできませんからね」

「そうでしょうか」

「いや、そうですよ[★8]」

バーナードは食い下がり、あれこれと理由を述べ立てた。しかし、シュライヤーは、今度は**患者におよぶ害**（**リスク**）に目を向けた。

「私たちは、あらゆるリスクを考慮すべきでしょう」

「どんなリスクがあると、おっしゃるんですか。（中略）我々はこれを、回復不能な患者、治る見込みがなく、数日とか数時間の命しか残されていない患者に試してみようとしているんです……あなたはそれをリスクとおっしゃるんですか」

「そう考える人もいるでしょうね」

「死にかけている人は、そう考えないでしょうよ、バル。むしろ、やってほしい、チャンスがほしいと願うことでしょう。なぜなら、その人にとっては、これはリスクじゃなくて、チャンスなんですから[★9]」

リスクをめぐるこの議論は、その後に倫理学者たちが闘わせた議論と、基本的には同じだった。**実験的治療**と称されるような、成功の見込みが低い新しい治療法については、それを試みてよいのは、死にかけた患者に限られるのではないか、というものである。

臓器移植について言えば、移植手術そのものはうまくいくだろうが、拒絶反応を抑えることは困難で、患者を長く生かすのは難しいと考えられていた。患者が2年以上にわたって生きることは、まず望めない。それでも移植を行うことが許されるとすれば、どのみち2年も生きられないような重症の患者に限られる、というのが、臓器移植を正当化するために使われた論拠だった。

人体の資源化

バーナードの必死の弁明が功を奏したらしく、シュライヤーは患者を紹介してきた。55歳の白人のセールスマン、ルイス・ウォシュカンスキーだった。世界初の心臓移植の被提供者「レシピエント」となったこの人物は、まさしく末期の心不全の患者であり、余命1、2か月と宣告されていた。

あとは心臓を提供する「ドナー」を待つだけだったが、こちらは、**死にかけていて、なおかつ心臓が正常に動いている人**でなければならず、そう簡単には見つからなかった。

1967年の12月2日に、その病院に搬送されてきた25歳の女性デニス・ダーバルは、ウォシュカンスキーの心臓を置き換えるには小柄すぎるように思われた。しかし、バーナードたちにとっては、願ってもいないドナーの出現だった。ダーバルは、母親と一緒にパン屋を出たところで、一緒に自動車にはねられた。母親は即死だった。デニスは頭部を強打して、意識不明になっていた。★10

この最初のドナーについて、臓器移植が持つ倫理的課題のもう一つの側面が浮き彫りになる。

それは、**人体の資源化**という、より複雑な課題である。

臓器という人体の一部を、治療のための資源として使う、というのが、移植医療の図式である。このような図式の中には、私たちの倫理的な感受性を揺さぶる二つの要素が含まれている。

第一の要素は、この手術がアパルトヘイトを撤廃する前の南アフリカで行われたことで浮き彫りになった。それを人種差別と表現してもよいが、より一般化した言い方をするなら、**人体の資源化のために行われる社会的弱者の搾取**である。

医師たちは、白人のレシピエントに移植する心臓は、白人のドナーのものでなければならないと考えていた。これは、白人の身体に黒人の臓器を移植するという、人種の混淆《こんこう》への抵抗感ではない。黒人の命を犠牲にして白人を救うという、人種的搾取の図式になることを懸念してのことだった。

だから、一人の医師が、ドナーが見つかったことを告げに来たときに、バーナードは「有色人種《カラード》か」と尋ねている。[★11]果たして、デニス・ダーバルは白人だった。それを聞いてすぐに、バーナードは、移植の準備に取りかかった。

人体の資源化に関連するもう一つの倫理的な要素は、**死の定義の変更**である。

この移植が行われた翌年の1968年に、ハーバード大学が脳死判定基準を発表して、この問題に一つのコンセンサスをもたらすのだが、バーナードたちの目の前にあるのは、まさしく世界中の移植医たちが懸念した通りの状況、すなわち、**生きている人から心臓を取り出すかのように**

見える状況だった。

ダーバルは意識不明であったが、人工呼吸器につながれた状態で、心臓は正常に動いていた。その状態で臓器提供を行うには、脳のダメージがどの程度で、回復する可能性があるかどうかが重要だった。脳の専門医たちは、回復の見込みはないとの所見を伝えてきた。

このような状態を、バーナードたちは「医学的に死んでいる（medically dead）」と表現していた。[★12]つまり、医師の視点で見る限り、死んでいることは明らかなのだが、それを普遍化してよいのか、つまり**社会一般で受け入れられるべき死と見なしてよいのか**については、確信が持てなかった。

チームの一員だった一人の医師が、父親のエドワード・ダーバルに、声をかけた。

「私たちは、娘さんを救うことができません。外傷がひどすぎるのです。ただ、申し上げさせていただくならば、ここに入院している男性がいるのですが、あなたが娘さんの心臓と腎臓を使うことをお許しいただけるのでしたら、私たちは彼の命を救うことができます[★13]」

医師の言葉には、「死」とか「死にかけている」ことを直接言い表す単語が含まれていなかった。

父親は、しばらく黙って思いをめぐらせた。

すでに死んでしまった妻は、死んだら火葬にしてほしいと言っていたが、娘はそういった話はしていなかった。そういえば、娘が自分のために バースデイ・ケーキを作ってくれて、そこにハートのマークと、「お父さん、愛しています」というメッセージが添えられていたことがあった。[★14]銀行で働き出して、最初の給料でバスローブを買ってくれた。そんなふうに、他人のために自分のものを差し出すような子だった。彼女なら、きっとイエスと言っただろう。彼は医師の目を見て述べた。

「娘の命を救えないのなら、その男性の命を助けてあげてください[15]」

手術は12月3日に行われた。

ウォシュカンスキーの胸が開かれ、喘ぐように拍動する、肥大した心臓が現れた。バーナードは、他の医師に、血液を迂回させるバイパス術を始めるように命じ、自分はダーバルのいる手術室に入って、彼女を生かし続けていた人工呼吸器を止めた。

しかし、彼女の心臓は、すぐには止まらなかった。

これによって、心臓移植という医療技術が持つ倫理的課題の本質があらわになった。この手術は、黒人などの社会的弱者の搾取でもないと言えるし、死の定義の変更についても、ドナーの父親が受け入れているのだから、問題にならないかもしれない。それでも、拍動を続けるドナーの心臓を目の前にした医師たちは、**人体の資源化**という倫理的課題の生々しさに当惑する。

人工呼吸器による酸素の供給がなくなった後も、なおも動き続けるダーバルの心臓を見ながら、バーナードの弟マリウスは、強い言葉を発した。

「なんてひどいことだ。僕たちは心臓を殺しているんだ[16]」

この言葉は、マリウスの医師としての確信を言い表している。それは、自分たちが、心臓移植という新しい技術を実行して救済する対象は、心臓をもらいうけるウォシュカンスキーであって、提供者のダーバルではない、というものである。だからこそ、状態のよい、動いている心臓を取り出すべきだと、彼は考えていた。

割り切って考えれば、ダーバルの身体は、ウォシュカンスキーの治療に用立てられる**資源**でしかないのだ。そんなふうに割り切ることに抵抗を感じる人もいるかもしれないが、ダーバルは手を尽くしても回復させることができないのだから、もはや自分たちの患者ではない。

マリウス・バーナードは、そのように確信していた。だからこそ、貴重な資源である心臓が、目の前で活力を弱らせていくのを漫然と待っている状況を、「心臓を殺している」と表現したのだった。

兄のクリスチャン・バーナードも、マリウスの考え方をよく理解していたと、書いている。ただし、その根本的な理由を述べてはいない。彼はこう自問している。

「どんな神話や儀式が交錯して、私たちは、臨床的に死を宣告された体の中で鼓動している心臓に触れることができなかったのだろうか[★17]」

「神話や儀式（mythology and ritual）」という表現から推測すれば、心臓という臓器に、伝統的に特別な意味が与えられてきたことが、影響しているのかもしれない。洋の東西を問わず、心臓は命の象徴であり、人間の感情が宿る臓器だと信じられてきたのだから。

クリスチャン自身がそう信じていたとは思えないが、少なくとも、世間一般にそのような認識があることを意識していただろう。だからこそ、動いている心臓を取り出すことを、徹底して避けたのかもしれない。

マリウスの言葉に対して、みなが沈黙した。

しばらくして、マリウスがまた口を開いた。

「何か言うことはないのかい、クリス」

しかし、兄のクリスチャンは、「ダメだ。止まるまで待つんだ」と言った。★18
15分も待って、ようやく心臓が動きを止め、心電図の緑色のラインが平坦になった。伝統的な判定基準に照らしても、ダーバルは死んだと言える。

そこで、「やろうか」とマリウスは兄に尋ねた。

兄は「ダメだ」と言った。

「拍動が回復しないことを確かめよう」

彼らはそこから3分間待った。緑色のラインは平坦なままだった。そこからは大急ぎで心臓を摘出した。★19

一線を越えた先の光景

手術が終わったのは、12月3日の朝だった。

移植を受けたウォシュカンスキーの状態は、本人が思い描いていたものとは程遠かったはずである。まともに話ができるようになったのは、手術から6日も経ってからだった。

術後6日目、拒絶反応を抑えるためのステロイド剤が奏功したのか、ウォシュカンスキーは気分がよくなり、笑顔を見せた。家族と面会した彼は、思い出話に花を咲かせた。

そこからの5日間、彼は最良の状態で過ごした。バーナードは、2週間ほどで家に帰せるのではないかと述べたが、これはあまりに楽観的な見通しだった。[★20]それ以降の日々は、急な坂道を下っていくようなものだった。ウォシュカンスキーの状態は再び悪化し、肩の痛みが激しく、気分も低調になり、悲観的なことをたびたび口にした。

術後16日目には、呼吸状態が悪化し、気管内チューブが挿入された。[★21]これに端を発した生命維持のための処置は、いずれもウォシュカンスキーにとって、尊厳を奪われるようなもので、不本意なものだった。

術後17日目に、妻のアン・ウォシュカンスキーは、夫との面会を許された。バーナードとしては、諦めずに闘い続けるよう、妻に励ましてほしかった。そのため、それが夫と対話できる最後の機会になるかもしれないとは言わなかった。妻が話しかけると、夫は目を開いて妻を見つめ、腕をわずかに動かしただけだった。[★22]

術後18日目は、文字通りの終末期だった。ルイス・ウォシュカンスキーの肺は細菌に侵されて、ほとんど機能していなかった。人工呼吸器で空気を送り込んだところで、酸素を血液に採り入れることは不可能だった。機械につないで生かされてはいるが、かつてのダーバルと同じように、ウォシュカンスキーも、医学的に死んでいる。バーナードたちは、それを受け入れるしかなかった。

12月21日午前6時30分、ルイス・ウォシュカンスキーは、こうして亡くなった。[★23]

＊

今日の地点から、このときのことを振り返ると、倫理的課題のいくつかは解決されたものと受け止められ、いくつかはなおも未解決のものとして残っているように思える。

第一の側面である、**利益と害**は、技術開発によって、ほぼ解決されたと見なされている。バーナードの最初の心臓移植からおよそ10年後に、シクロスポリンというきわめて効果の高い免疫抑制剤が開発されたことや、ドナーとレシピエントのマッチングを効果的に行うためのシステムの整備、ドナーの臓器を維持管理する技術の改善などで、レシピエントの生存年数は飛躍的に高まった。

バーナードが心臓移植を始めた1960年代末の、レシピエントの3年生存率は約17％でしかなかったが、今日では5年生存率が、世界全体で62～75％、日本に限って言えば93・5％にもなる。[★24] このように、臓器移植は、今では実験的医療ではなく、通常の医療と呼ぶべきものへと転換された。

第二の側面である**人体の資源化**については、完全に解決されたとは言えない。この側面には、**人体の資源化のために行われる社会的弱者の搾取**および**死の定義の変更**という二つの要素があった。

前者をめぐっては、貧困者による臓器の売買、死刑囚の臓器の使用などが問題となっている国もある。

後者については、国や地域による制度の違いや文化的、社会的な違いがはっきりと読み取れる。

まず、脳死状態の人からの移植がさかんな国と、脳死ではなく、生きている家族などからの移植の方がさかんな国とに分かれる状況がある。生きている人からの移植は、ドナーに大きなリスクをもたらすものとして反対する人がいる一方で、それを家族などへの特別な贈り物だと考える人もいるのである。

日本について言えば、脳死をめぐって、1980年代に激しい論争が行われた。

脳が回復不可能なダメージを受けていても、それをもってその人が死んでいると見なすことに抵抗を感じる人は、他の国にも存在する。ただ、日本では、死の定義を医学が変更することを不遜と見なす主張があった。[★25]

この背景には、日本初の心臓移植が疑惑に満ちたもので、移植医療への不信を招いたことがあった。[★26] 1997年に臓器移植法が成立するまでは、そのような議論が燃えさかっていたが、法案成立とともに一気に下火になった。2010年の法改正で、家族の意向だけで臓器摘出ができるという相当に大きな変更がなされたのだが、このときには、少なくとも世論のレベルでは、ほとんど議論らしい議論もなかった。

3　体外受精の物語——殺風景な工業地帯の病院で

不妊は病気か

医学が、**生物学的に可能な範囲で死を遠ざける技術**を探求する学問だと考えてきたが、そのような定義にはおさまらない内容も、医学の中には存在している。その一つが、死とは対極にある、**生殖**という領域で行われている治療である。子どもを持ちたくても、妊娠することができない不妊症の治療が、その典型である。

生物学的に眺めると、生殖は、死よりもずっと複雑な現象である。死が生物の身体の破壊だとすると、生殖は**継承**であり、**創造**である。数億年をかけて築かれてきた、その生物のあらゆる特徴を、子どもに受け継がせなければならない。そのために、生物は、ＤＮＡという、膨大な量の情報を書き込むことができ、なおかつその情報を複製して次世代の細胞や子孫に伝えられる分子を手に入れた。

それでも、ＤＮＡが複製される際に、誤りが起こることがある。そのため、生殖を単純なコピーのような形式で行い続けると、情報の誤りが蓄積されて、その生物の持つ優れた特徴が減退していく可能性が高い。だから、生物は有性生殖や性淘汰のような仕組みを獲得して、そのような事態を防ぎ、しかも従来の特徴を凌駕する新しい特徴を持つ個体の出現をも期待できるようになった。

動物の中には、限定された期間にのみ生殖が営まれ、自然に妊娠する確率（妊孕率《にんようりつ》）が高く、不妊という現象がほとんど見られないものもいる。ところが人間は、年がら年中生殖行動を行うかわりに、妊孕率が低い。月経周期に合わせて性行動をとっても、妊娠しないことも珍しくないし、おおよそ10組に1組という高率で不妊が生じる。★27

このように、人間の生殖の妊孕率がもともと低いことを考えると、そもそも**不妊は病気なのか**という疑問が生じる。

これを病気と考える人は、次のようなストーリーを抱いているはずである。不妊で悩んでいる人の身体に不妊の原因があり、その原因を見極めて改善すれば子どもを産むことができるはずだ。しかし、妊娠出産を含めて、人間の生殖と、それに関連するセクシュアリティは、きわめて複雑な現象であり、単純な医学の物語の中に収まりきるものではない。**同性愛や両性愛**などは、病気とは見なされず、治療の対象ではない。**性別違和**は、本人がそれをどう受けとめるかによって、治療の対象となるか否かが決まる。この他に、例えば望まない妊娠をした場合などに行われる**人工妊娠中絶**は、特別な場合を除いて、病気ではない人に対する医学的介入である。

同様に考えれば、不妊というものを克服したいと思う人にとっては、疾病として治療の対象となるが、そう思わない人にとっては、自分の自然な姿の一部であって、疾病ではないということになるだろう。

生殖への医学的介入が、倫理問題としての一線を越えたのではないかと思わせる瞬間は、これまでに何度かあった。1924年に、米国のヒュー・ヤングが、性分化疾患の新生児に対して性別決定手術を行ったときがその一つだったと言えるだろうし[★28]、それよりもっと前には、医師が初めて人工妊娠中絶を行った瞬間があったはずである[★29]。

しかし、医療技術の発達史という観点から言って、臓器移植に匹敵するようなブレイクスルーがあったと言えるのは、1978年に行われた、世界初の**体外受精**の成功だろう。

体外受精のための技術開発の苦闘

世界初の心臓移植と同様に、世界初の体外受精もまた、科学と医学の世界ではあまり目立たなかった人たちによって、目立たない場所で行われた。産科医のパトリック・ステップトゥ、生理学者のロバート・エドワーズ、看護師でエドワーズの助手だったジーン・パーディの3人である。彼らが働いていたのは、イングランド北西部の工業都市、オールダムにある、ドクター・カーショーズ・コテージ病院だった。

ステップトゥは、ロンドンで身を立てることを諦め、妻と二人の子どもを伴って、年俸1800ポンドの病院に新たな職を求めた[★30]。殺風景な工業地帯の一隅の、決して恵まれているとは言えなかった環境で、世界初の体外受精が成功したのは、ステップトゥが、エドワーズ、パーディとともに、十年以上の歳月をかけて、いくつもの壁にぶつかりながら、技術開発を行ったからだった。

体外受精では、まず受精の準備のできた成熟卵子を女性の卵巣から取り出すことが非常に難しい。ステップトゥは、当時普及し始めたばかりの光ファイバーを使って、卵子を取り出すための腹腔鏡を製作した。光ファイバーのケーブルの先に、微小なカメラとライトを取り付け、それを腹部から刺し込めば、体内を観察することができる。部分麻酔をかけた患者に、このチューブを刺し入れて、卵巣に達するように操作する。そして、卵巣内にある多数の卵子の中から、成熟したものを見つけ、それを別の細いチューブで吸い出すのである。

しかし、そうやって卵子を取り出す以前に、もう一つの難題があった。女性の卵巣の中には生まれつき多数の卵子が存在していて、その中から月に1個ほどのペースで、受精のための準備の整った成熟卵が排卵されてくる。自然の性周期によって成熟卵が作られるのを待って、腹腔鏡でそれを取り出すのでは効率が悪い。人為的に卵子の成熟を促すことができれば、不妊治療の効率は大いに高まるはずである。

そのような技術を熱心に開発していたのが、エドワーズだった。

彼は、ステップトゥが書いた腹腔鏡の論文に興味を抱き、共同研究を働きかけてきた。エドワーズは、ケンブリッジ大学で生殖のメカニズムを研究していた。マウスを使った研究で、プロゲステロンとエストロゲンという2種類のホルモンを投与することで排卵を誘発させることに成功し、さらには、体外受精をさせた胚を子宮に移植することにも成功していた。

ただ、人間ではマウスのようにはいかなかった。

1965年のある晩、エドワーズは、人間の成熟卵の入った培養液に、自分自身の精液を加えてみた。[★31] 翌朝、顕微鏡をのぞいてみると、一個の精子が卵子の外膜を貫通していた。精子と卵子は融合しておらず、完全な受精とは呼べなかったが、これは、彼のキャリアの中で、初めて目にする光景だった。しかし、その奇跡のような瞬間は、その後何回試みても、再現することができなかった。

そんなときに目にしたのが、ステップトゥの腹腔鏡の論文だった。この方法を使えば、女性に大きな負担をかけずに、卵子を取り出すことができる。自分とこの産科医とが組めば、人間での体外受精を成功させられるのではないかと思った。エドワーズはステップトゥに電話をした。「やれることはやってみましょう」と、淡々とした答えが返ってきた。[★32]

それから10年におよぶ歳月の間、エドワーズは、ケンブリッジから260キロメートルも離れたオールダムまで車で通い、苦闘の連続と言えるような試行錯誤を続けた。

不妊治療の利益と害

ステップトゥ、エドワーズ、パーディの3人が刊行した本や論文には、彼らが倫理的な信念を共有し、その見解を否定しようとする他の専門家やマスメディアと激しく闘った様子が描かれている。

3人が共有していた倫理的な信念とは、**不妊は病気であり、それに苦しむ人がたくさんいて、その治療法を開発することは、その人たちに大きな利益をもたらす**というものである。

エドワーズは、臨床現場に参画して、そこから生体資料をもらいうけ、それを基礎研究に使うのではなく、臨床で患者に使うための技術開発を行っていた。つまり、科学者というよりは、**臨床に赴くエンジニア**であった。モリー・ローズという産科医の手術に参加していたときに抱いた感覚について、彼は以下のように書いている。

私は本当にこの手術室に存在しているのか。手術台の上には、モリーが治療をしようとしている病気の女性がいる。それがすべてのポイントだった。輝くライト、きらきら光る器具類、慈愛あふれるように患者の上に身をかがめた真摯な姿の人たち――それは外科医の彼女自身であり、麻酔医であり、看護婦であり、すべてが手術台の患者のために存在する。ところが私はどうかといえば、ただ余った卵とか、いずれ摘出されるはずの卵巣をもらうためにだけいる。★33

医師でないエドワーズは、人間の卵子を提供してくれる産科医を見つけなければならなかったが、彼の研究に意義を見いだして協力してくれる産科医や、自らの卵子を提供してもよいと申し出る不妊に悩む女性を見つけるのは、さほど大変なことではなかった。英国では、大陸ヨーロッパのように、カトリックを信仰する人が多くなかったため、体外受精の研究には比較的寛容な風土があった。

それに加えて、エドワーズには、1968年にケンブリッジ大学の助手として採用した、ジーン・パーディという頼もしい若手の共同研究者がいた。二人は、ステップトゥがオールダムの病院に用意してくれた小さな研究室に、ケンブリッジから長い時間をかけて通った。パーディはまだ二十代前半で、エドワーズと共同で多数の実験を行い、論文の共著者になった。しかも、パーディは、女性であり、看護師であった。これは、当時の生理学研究の世界では、かなり珍しいことだった。

医師や看護師と仕事をしていることが、エドワーズにある種の臨床的な感覚を植えつけたのかもしれない。彼が研究に取り組む動機の中には、生命現象の解明という科学者らしいものだけでなく、**患者の利益**に貢献したいという思いがあった。人間の卵子を人工的な環境で成熟させる実験がうまくいった際に、「この一個の卵の中に、人間の発生の全秘密が隠されているのだ」と興奮しつつ、「このような行為はよくない、邪悪でさえあると考える人たちもいるだろう。しかし不妊女性の長い間の悩みを解決してやれるというのに、どうしてこういう結論になるのだろう」と感じたと述べている。[★34]

産科医のステップトゥも、不妊が病気であり、医学が真剣に取り組むべき相手だと確信していた。彼は、当時はまだ珍しかった女性の産科医のもとで2年ほど学び、その間に、不妊が夫婦の片方だけではなく、「二人の病気」であり、なおかつ「一生の不幸をもたらす病気」だと思い知ったと述べている。[★35]

ステップトゥは、そういった臨床的な感覚を抱きながら、彼もまた、まるでエンジニアのように、内視鏡の技術開発に打ち込んだ。彼の発想の根幹にも、患者の利益を守ろうという意識があったが、彼の場合は、技術開発によって、**患者におよぶ害**（**リスク**）を減らすことができる、という思いが強かった。

彼は「試験開腹」をしなければならないことに悩み続けていた。これは、診断のために行われる開腹手術である。それによって外科医は、器官や組織を直接その目で見て、異常の有無を判断するのだが、当然ながら患者にとっては大きな負担であり、有害なものと言える。

　そこで、彼は患者の負担の少ない内視鏡に注目した。内視鏡の技術が進んでいたドイツの製品を買い、近隣の死体公示所で、亡くなったばかりの死体を練習に使わせてもらえるよう、悲嘆に打ちひしがれている遺族に頭を下げ、30体ほどに試用してみた。そしてついに、生きた女性に内視鏡を使う機会を得ることができた。原因不明の腹痛に苦しむ一人の看護師が、自分に使ってもよいと、同意してくれたのだった。[★36]

　その後、100人以上の患者に内視鏡を使い、「正確な診断をつけるための手段として腹を切開するのは、弱い立場にある患者に犠牲を強いる過剰外科行為である」[★37]と、確信を持てるようになった。

　1968年、彼は、王立医学会の内分泌科および産婦人科分科会の会議に出席した。[★38]そこで、一人の産婦人科医が、卵巣を見るために、試験開腹以外に有効な唯一の方法がX線検査だけだと発言した。ステップトゥは我慢できずに叫んだ。

「ナンセンス！」

　会場は静まりかえった。彼はもう一度、「完全にナンセンス！」と叫んで、そして言った。

「あなたは完全に間違っている。私は毎日のように腹腔鏡検査をやっている。一日に何度も何度も」

　会場がざわめいたが、その後の光景は、科学の健全な発達の歴史を誇る英国らしいものだった。

近くにいた大学教授が、「彼の話を聞こうじゃないか」と声をあげ、別の人が「立ち会い演説会になってしまうぞ」と発言して、会場の雰囲気を和らげた。ステップトゥは、「私の意見を、持参したカラースライドで証明したいのですが」と、冷静に提案した。そうやって急遽行われた彼のプレゼンテーションは、最後には温かい拍手に包まれたのだった。

生命の神聖さ

1960年代が終わる頃、ステップトゥ、エドワーズ、パーディの3人は、体外受精の実現につながるような研究成果を発表していたが、それに対するメディアと同僚の反応は、きわめて冷淡で、ときに攻撃的なものだった。当時の新聞には、「試験管ベビー（test-tube baby）」という表現が踊っていた。英国メディアの中でも特に影響力のあるBBCは、冒頭に広島で原子爆弾が爆発する映像を使った特集番組で、彼らの研究を取り上げた。明らかに、体外受精を、科学技術の暴走として描こうとするものだった。宗教界からの受けも悪く、リバプールの大司教、ゲオルク・ベックは、3人の行いを「道徳的に間違っている」と非難した。[★39]

仲間であるはずの科学者や医師からも、彼らの研究が倫理的に間違っているとか、時期尚早だといった批判を受けた。1971年には、英国医学研究評議会（MRC）が、彼らに対する財政的支援を打ち切ると言ってきた。倫理的側面と危険性への懸念があるというのが、その理由だった。[★40]

3人は、そういった批判に対して、黙ってはいなかった。機会あるごとに、根拠を示しながら反論した。その一つのハイライトが、その年に米国のワシントンDCで行われた、「人造ベビー

＝生命の創始における新技術の倫理」というパネル・ディスカッションだった。その会議は、米国での生殖医療政策を決定するための会議であり、世界的によく知られた生物学者、産婦人科医、法学者、神学者、生命倫理学者らが招かれていた。

会議の前半では、体外受精への批判的意見が述べられた。とりわけ、神学者のポール・ラムゼイのスピーチは、エドワーズにとって我慢のできないものだった。ラムゼイに言わせれば、エドワーズたちのやっていることは、「生命の神聖さの無視」であり、「生まれなかった生命に対する非道徳的な実験」であり、さらには「未来の人類に対する反倫理的な医学実験」だった。[41]

エドワーズは、その「見当違いにわめき散らす攻撃」に激しい怒りを覚えたが、その後に登壇した、DNAの二重らせん構造の発見者として、当時は世界中の科学者の尊敬を集めていた生物学者のジェームズ・ワトソン[42]も、彼らの研究に異を唱えた。ワトソンはこう言った。

「もしえい児殺しの必要性を認めるというのなら、あなたは自分の仕事をそのまま大いに進めればよい。これからたくさんの間違いが起ころうとしているのだ[43]」

後半になると、産科医が体外受精に賛成する意見を述べ、法学者は中立的な意見を述べた。エドワーズに発言の機会が回ってくると、彼は遠慮会釈のない強烈な言葉を放った。

「ポール・ラムゼイは100年も前の、そして現代科学技術の進歩とまるっきりかみ合わない倫理観を振り回していたが、ばかばかしくて話にもならない」

続けて、「共産主義からだろうが、キリスト教からだろうが、生物学に入り込んできた定説といったら、有害以外の何物でもなかった」と語った瞬間、会場から大きな拍手が沸いた。[44]

しかし、それでも彼らへの風当たりは日に日に強まった。

ラムゼイのように、**生命の神聖さ**（sanctity of life）に反するのではないかと考える人は、予想外に多かった。

技術的な課題が一つ一つ解決され、体外受精が現実味を帯びてくると、それを察知した人たちが集まってきた。とりわけ、マスメディアは、患者の自宅に押しかけたり、病院のスタッフに成りすましたりしながら、容赦のないアプローチをかけてきた。

それでも3人は、HCG（ヒト絨毛性ゴナドトロピン）を用いて、人為的に卵子を成熟させ、内視鏡を使ってそれを取り出し、特別な培養液の中で精子と混ぜ合わせて受精させ、それをスポイト状の注射器を使って子宮内に移植するという技術を改良し続け、何人もの女性に試みていた。しかし、体外での受精は多くの場合でうまくいくのだが、それを子宮に着床させることが難しかった。着床に成功した数少ない女性たちも、結局、2～3か月以内に流産してしまっていた。

その原因をあれこれと探る中で、できる限り自然な生殖過程に近づくことがよいと思え、さんざん試みてきたHCGを使わず、個々の女性の体内で、自然の性周期によって成熟してきた卵子を取り出す方法に戻すことに決めた。この場合の問題は、成熟卵を取り出すタイミングだった。性周期の中で、卵子を取り出すのに最適なタイミングは、卵子が自然に成熟したときに違いない。しかし、それを正確に把握することが難しい。

この問題は、日本で開発された、ハイゴナビスという試薬を用いることで解決された。この試薬は、黄体形成ホルモン（luteinizing hormone）の量がピークを迎える、「LHサージ」と呼ばれる現象を正確に捉えることができた。[45]

一線を越えた先の光景

彼らがハイゴナビスを使ってLHサージを調べ、卵子を取り出して体外受精を行った3人のうち、2人目がレスリー・ブラウンだった。彼女は、それまでの患者たちがドロップアウトした段階を、すべてクリアしていった。受精の確認、細胞が四つに増えた段階、八つに増えた段階、胚移植の段階。そこから半月ほど経っても月経が始まらず、妊娠ホルモンの増加が確認された。

この時点で、エドワーズはブラウンに手紙を書き、妊娠の初期段階にあることを伝えた。あえて興奮を抑えて事実を伝える、素っ気ない手紙だったが、ブラウンは喜びに興奮して、その手紙を100回も読み返したという。[46]

レスリー・ブラウンは、恵まれない家庭で育った。生まれたときには父親がおらず、母親は幼い彼女をブリストルの施設に預けた。当時のブリストルは、字の読み書きのできない人も多く、失業率が高かった。彼女は高校を中退し、チーズ工場で働いていたときに、トラックの運転手だった7歳年上のジョンと出会い、結婚した。ジョンは二度目の結婚で、最初の妻は一人娘を残して、別の男と去っていた。[47]

結婚して9年間、子どもができなかった。不妊の原因は、数年前の子宮外妊娠で、レスリーの卵管が損傷していたことにあった。不妊の女性たちがしばしば感じるように、レスリーは責任を感じた。養子を取ることも考えたが、当時のイングランドでは、養子になる子どもが不足していた。ブラウン夫婦にとっては、ステップトゥたちが試みている、体外受精に望みを託すほかはなかった。

日が進むにつれて、ブラウンが妊娠していること、世界初の体外受精による子どもが生まれる可能性が高まりつつあることが、マスメディアに知られるようになり、彼らの周囲はただならぬ興奮に包まれるようになった。しかも、その興奮は、彼らの功績を歓迎するものばかりではなく、遠慮のない好奇の視線や、道徳的非難をも含んでいた。

ステップトゥは、19世紀の著明な医師ウィリアム・オスラーが語った「マスコミの妖婦」を警戒していた。[★48] ボイラーマン、鉛管工、窓拭きに扮装して院内に潜入しようとする記者や、退院した患者に取材する記者、ブラウンのお腹にいる赤ん坊が死にかけている、というデタラメな記事を書く記者もいた。それを読んで泣きながら不安を訴えるブラウンを、「違う、違う、そんなの嘘だ。すべて順調なんだ」と叫びながらなだめなければならなかった。

産科病棟に爆弾を仕掛けたという電話があった際には、すべての患者を別の病棟に避難させた。ブラウンの胎児の成長は遅れ気味で、妊娠中毒症の徴候も見られた。ステップトゥは焦りを感じ、眠れない日が続いたが、胎児の成長速度が上がり、出産可能な状態になった。

文字通りに衆人環視の環境で、母子を守るために、ステップトゥは、出産を深夜に帝王切開によって行うことに決めた。その計画を、ブラウン本人と、ごく一部のスタッフだけに伝えた。夫のジョンにもあえて伝えず、直前に呼び出すことにした。

ステップトゥ自身のストレスは極限に近かったが、彼と歩みをともにしてきたエドワーズは、休暇を取って不在だった。頭痛を感じた彼は、いったん帰宅して、10分ほどピアノを弾いて戻ってきた。★49

院内にいた面会者たちが帰宅し、夜勤帯の職員が到着したのち、ステップトゥは看護師や麻酔科医に、午後11時30分から一件の帝王切開を行う旨を伝えた。そのような深夜帯の手術は珍しいことではなかっただろうが、通常と違って、その現場には、英国保健福祉省の撮影班が入っていた。また、オールダム警察に警備の強化を依頼し、廊下の窓に張りついていたカメラマンたちが退去させられた。★50

１９７８年7月25日午後11時47分、女の子が生まれた。大きな声で泣く、２６０５グラムの元気な赤ん坊だった。彼女は、ルイーズ・ジョイ・ブラウンと名づけられた。新聞には、以前とは打って変わって、その子どもを祝福し、歓迎する見出しが躍った。少し小さいけれど普通の子どもだ、とか、可愛らしい、奇跡の子どもだ、とか。まるで、現に生まれた本人を前にして、もはや失礼なことは言えなくなったかのようだった。

*

今日の地点から、このときのことを振り返ると、体外受精を含む生殖医療の倫理的課題は、その主な側面のいずれも決着がついているとは言えない状況にある。

第一の側面である**利益と害**については、臓器移植ではほぼ解決済みになっていたが、生殖医療では未解決と評せざるを得ない。なぜなら、体外受精を含む不妊治療は、そのコストに比較して、今でもその成功率が高くはないからである。日本での2020年の調査によると、体外受精の成功率、つまり1回の胚移植で子どもが生まれる確率は23・1%である。[★51]これに対して、患者が負担しているコストは、身体的なもの（採卵に伴う負担、排卵促進薬の副作用など）、精神的なもの（子どもを持てることへの期待と、それが治療によって容易に実現しないことに伴うストレスなど）、文化的・社会的なもの（家族や親などからの期待、高額な費用など）のいずれの側面を見ても、決して小さいとは言えないだろう。

文化的・社会的な要素の影響は、倫理的課題のもう一つの側面である**生命の神聖さ**をめぐる論争に、より大きく影響している。

本章で紹介したルイーズ・ジョイ・ブラウンの体外受精による出生は、夫婦間で行われたものだったが、現在では、その技術が確立したことによって、第三者による精子や卵子の提供や、第三者が妊娠して出産する代理出産も行われている。その一方で、これらの技術の規制は、国によって異なっている。

日本では、不妊治療をどこまで認めるかを規定した法律はなく、医師らの団体である日本産科婦人科学会などが、内規によってその範囲を定めている。同学会が現時点で認めているのは、人工授精（夫婦間および第三者の精子提供によるもの）、体外受精－胚移植（夫婦の卵子と精子を用いたもののみ）で、代理出産は認めていない。[★52]

こうした現状で、より規制の緩い外国で、配偶子提供や代理出産によって子どもを得ている人も相当な数にのぼるとされている。また、晩婚化が進んだことで、不妊が増え、かつ不妊治療を開始する年齢も高まっている。年齢とともに妊孕率と不妊治療の成功率が下がるため、他国と比較して、不妊治療の受診者が多く、成功率が低いという現状がある。

2020年の調査では、体外受精（顕微授精を含む）の実施件数は約45万件で、約6万人が出生している。[★53] 2012年の国際比較調査によると、調査対象となった69か国中、体外受精の実施件数は第1位である一方で、その成功率（1回の採卵あたりの出産率）は最下位である。[★54]

＊

「はじめに」で述べたように、本書では、倫理というものを、**弱い存在を前にした人間が、自らの振る舞いについて考えるもの**と捉えようとしている。その定義に従えば、医療をめぐる倫理としての**医療倫理**（medical ethics あるいは health care ethics）とは、医療従事者が、患者という弱い存在を前にして、自らの振る舞いを考えるものだということになる。

本章で取り上げたのは、臓器移植と体外受精という、20世紀の医療技術を象徴する事例だったのだが、いずれについても、患者を目の前にした専門家たちの振る舞いを見れば、この見立てが当てはまっているように思える。

第3章 テクノロジーによる弱さへの対抗

ロサンゼルスの自動車の安全性の専門家であるバイロン・ブロッホは、ピントの燃料システムを詳細に調べた。「これはとんでもない大失敗だ」と彼は言う。「このような弱いタンクを、こんなに柔らかい後尾の、あり得ない位置に配置するとは、フォードは極めて無責任な決断をしたものだ。これはもはや爆発するように設計されていると言ってもいいくらいの、計画的なものである」[★1]

（ジャーナリスト／マーク・ダウィー）

1　技術倫理と環境倫理

道具の開発と倫理問題

心臓移植のバーナードが使った人工心肺、体外受精のステップトゥの内視鏡およびエドワーズが見つけてきた日本のハイゴナビスという試薬。これらはいずれも、広い意味での**道具**である。目的を達成するために開発され、改良され、医療従事者や科学者によって使われる。

近代医学におけるブレイクスルーの多くは、道具の開発によって生じてきた。ここではそういった道具に目を向けよう。つまり、**エンジニア**の仕事の領分である。

エンジニアは、初等・中等教育を終えてすぐに工房に弟子入りして手習いを行う人から、大学や大学院で学んで学術論文を書く人まで、その教育課程が非常に多様である。[★2]

彼らの作りだす道具の種類は、工業、農業、医療、商業、狩猟、軍事など、用途により多岐にわたる。このうち、狩猟や軍事目的に使われる道具としての武器を除けば、道具の開発や使用についての倫理的課題と見なされてきたのは、主に**安全性**への懸念であった。ただし、その懸念は、道具の持つ**技術的課題**として捉えられ、道具そのものを改良することで解決できると考えられていた。

素材、資源、環境の開発と倫理問題

産業革命以来、エネルギーとして石炭や石油、天然ガス、原子力などが利用できるようになり、

蒸気機関、ガソリンやジェット燃料を用いる内燃機関、電気によるモーターや炉、半導体を用いた情報技術などの技術革新が起こり、人間の作りだす道具は飛躍的な発展を遂げた。駆動力が大きくなるのに伴って、事故によって生じる危害も大きくなり、安全性への懸念も強まっていく。

また、道具そのものだけでなく、道具を作るのに用いられる**材料**《マテリアル》の開発にも、倫理的問題があることが、次第にわかってくる。金属は、銅、鉄、鉛という古くから使われてきたものに加えて、アルミニウムのように製錬に特別な技術を要するものを利用できるようになった。使われる金属の量や種類が増えることで、工場から排出される金属やその化合物が、大気や水環境を汚染して、**公害問題**を引き起こした。

石油由来の樹脂様ポリマーは、**プラスチック**（plastic = 可塑的）という名前の通りに、どんな形のものでも安価かつ大量に作ることができた。しかも、熱も電気も通しにくいため、従来は動植物や鉱物を用いていた部材の代替物として、大量に使用された。プラスチックが起こしている倫理的問題の多くは、生分解されにくいことによって生じる環境への蓄積によって起こる。とりわけ微細なマイクロプラスチックは、環境からの除去が難しく、生物の体内にまで入り込んで、さまざまな問題を引き起こしている。

このように、**他の生物や環境におよぶ害**を、倫理的問題として捉えようとすると、使用する側の安全性という、人間だけの問題ではなくなってくる。

自分たちの弱さを克服しようとしたり、さらには能力を拡張しようとしたりして、私たち人間は、多方面での技術開発を進め、それに伴って地球上の資源を使い、さらには不要となったものを環境に排出してきた。その結果として、他の生物や環境が被ってきた害は、きわめて深刻であり、地球全体の生態系が崩壊する手前に来ている状況にある。

２０１９年に、生物多様性および生態系サービスに関する政府間科学‐政策プラットフォーム（ＩＰＢＥＳ）が発表した「生物多様性と生態系サービスに関する地球規模評価報告書」の内容は、衝撃的なものだった。それによると、過去50年間の、世界の人口の倍増や、経済規模の拡大などにより、エネルギーと物資の需要が、自然の供給能力を大きく超えるほどに急増した。人間活動の影響により、動物と植物の種群のうち約25％にあたる、約１００万種が絶滅の危機に瀕している。現在の絶滅速度は、過去１千万年の平均の、少なくとも数十倍から数百倍に達していて、生物多様性への脅威を取り除く行動をとらなければ、今後数十年でこれらの種の多くが絶滅する恐れがあるという[★3]。

他の生物への影響にとどまらず、人類の存続自体が危機に瀕していることもまた、確からしい。同報告書によれば、人間が食料や農業生産に利用してきた家畜哺乳動物６１９０品種のうち、９％強にあたる５５９品種が、２０１６年までに絶滅していて、少なくとも１千品種が絶滅の危機に瀕している。その主な原因は、多様性の消失にある。人工的な環境で保護していても、家畜や栽培作物などの多様性は減少していて、それが気候変動や、害虫や病原体に対する弱さを生み出している。このままの状況が続けば、人間が食べるものがなくなる事態が生じかねない[★4]。

臨床という場の不在

このように、エンジニアの領域に目を向けると、人間だけを対象とした倫理学を考えているわけにはいかなくなる。患者のような、人間を対象に倫理を考えてきた医療の領域から、エンジニアの領域へ、さらには人間以外の生物や環境の領域へと視野を広げると、乗り越えなければならないいくつもの壁があることに気づく。

まず、医療と、エンジニアの領域とを比べると、**臨床**という場の有無という、大きな違いがある。医療においては、科学技術の成果を行使する専門家である医療従事者の目の前に患者がいる。つまり、臨床とは、**科学技術の行使の対象を目の前にしている空間**なのである。

医療では、問題を抱えて患者が臨床の場にやってくる。専門家たちは、その患者自身が抱えている個別の問題を解決するために、X線撮影やCTスキャン、血液や尿の成分の検査などの技術を用いて問題を特定し、それに適した薬やメス、各種の医療機器などの道具を用いて、治療を行う。

これに対して、医療以外の分野では、個人的な問題の解決のために、直接的に技術を実践することは滅多にない。そのようなことがあるとすれば、ごく限られた顧客のためにオーダーメイドで技術を提供するような場合だろう。王侯貴族お抱えの建築士や装具士、プロスポーツ選手のために靴や道具を仕立てる職人などがその例である。第2章に登場したエドワーズは、少数の患者の体外受精を成功させるために、お抱えエンジニアのような役割を演じていた。

大半の技術者は、多数の人が使う製品を開発し製造する現場、それも多くの場合は営利企業が抱える工作所や技術部門にいる。彼らの作った道具は、商品として購入されたり、レンタルされたり、政府によって支給されるなどして、**消費者**という個人のもとへ届く。

そのため、エンジニアにとっての倫理である**技術倫理**（または工学倫理 engineering ethics）は、企業のような組織に属する人間としての倫理である**ビジネス倫理**（business ethics）の装いになりがちである。

2 燃えやすい車の物語——フォードが作った駁毛の馬

能力拡張のための技術、安全性向上のための技術

そのような、臨床という場を持たない技術倫理の事例を一つ、取り上げよう。前の章で見た医療分野の事例とはまったく違う、自動車をめぐる物語である。

自動車は、速く、かつ遠くに、人を移動させるための道具である。自動車があれば、100キロメートル離れた場所に、1～2時間でたどり着くことができる。同じ距離を歩くのに30時間ほどかかることを考えれば、自動車は人間の持つ**能力の限界を拡張する技術**と言えるだろう。

ただし、自動車は、人を死なせることもある。乗っている人が死ぬこともあれば、人をはねて死なせることもある。一般に、自動車事故によって人が死亡する可能性は、その自動車が速いス

ピードで走っているほど高まるとされる。★5 つまり、人間の移動能力の限界を拡張しようとすればするほど、人を死なせるリスクが高まる、ということである。

このことは、私たちが使う道具全般に言えることで、人間の能力を拡張する技術は、その副作用としてのリスクを持っていて、**能力の拡張の程度が大きくなるほど、リスクの方も大きくなる。**操作を誤ったときの怪我の程度は、小型の鋏《はさみ》よりも大きな鉈《なた》の方が大きいし、ガソリン・エンジンのついたチェーンソーでは、場合によっては命に関わる事態になる。

そのように、怪我をしたり死亡したりする事態を防ぐ、安全性の向上もまた、技術的な課題になる。つまり、人間の能力の拡張と、人間の弱さの保護が、道具の技術開発では車の両輪のように欠かせないのである。

自動車は、そのことを示す好例である。自動車の移動性能、つまり**速度や航続距離を向上させる技術**は、自動車の発明以来、進化を続けてきた。しかし、路面に接触して走行する仕組みである限り、例えば時速数百キロメートルというようなスピードの出る自動車を、現実の世界で普及させることはほとんど不可能である。一直線の走路で、巨大なエンジンを積み、一人もしくは二人だけの乗員で、ブレーキをかける際にパラシュートを広げるというような特殊な自動車では、そのようなことが実現できている。しかし、カーブや交差点がたくさんある現実世界の狭い道路で、そのような走行をすることはできないし、そのようなことを望む人も少ないだろう。

むしろ、人々が望み、かつ現実世界で実現できるのは、**安全性を高めるための技術**の開発だろう。実際に、20世紀の終わりから今世紀にかけての自動車の技術開発は、安全性の向上を目指すものの方が圧倒的に目立っている。

例えばシートベルトは、1959年にボルボが市販車PV544に初めて3点式のものを実装し、日本では1969年に、新しく販売されるすべての自家用車への装備が義務づけられた。★6 それ以降、エアバッグや、衝突に耐えるボディ剛性の強化、タイヤがスリップして制御不能になる事態を防ぐアンチロック・ブレーキング・システム（ABS）および横すべり防止装置（ESC）、レーダーやカメラなどで前方の歩行者や障害物を検知して速度を落とす衝突被害軽減ブレーキや、先行車との車間距離を一定の範囲に維持する全車速域定速走行・車間距離制御装置（ACC）など、きわめて高度な技術が開発されている。

フォード・ピント

その一方で、自動車が商業製品である限り、**コスト**の問題がつきまとう。いかに優れた機能を実装していても、その生産に大きなコストがかかり、販売価格が高くなれば、たくさん売ることはできない。わずかな台数の高価格の自動車を、富裕層に販売するメーカーもあるが、巨大な自動車メーカーのほとんどは、安価な自動車を大量に販売するビジネスモデルを展開してきた。そのため、しばしば安全性を高めるための技術の実装と、それにかかる費用や、それを反映させた販売価格の設定とのトレードオフが問題になる。

1960年代後半、米国の自動車市場では、欧州と日本のメーカーの製造する小型車がよく売れるようになっていた。大きな車ばかり作ってきた米国のメーカーも、小型車の生産に力を入れるようになった。そんな中で、フォードは、車体重量が2千ポンド以下、販売価格が2千ドル以下という「2千の限界」を打ち破ろうという方針を掲げて、売れるサブコンパクト・カーの開発を急いだ。[★7]

新車の開発から販売までには、43か月以上かかるのが当時の常識だったが、フォードはそれを6か月も短縮して、販売にこぎ着けた。[★8] 1970年9月、その自動車は、駁毛《ぶちげ》の馬を意味する「ピント（Pinto）」と名づけられて、市場に投入された。低コストの車の常で、自動車専門誌などの評価は分かれたが、ピントは比較的よく売れた。1976年の統計では、ピントの車両登録台数は190万台と、全米登録台数の2％を占めていた。[★9]

1972年5月28日、リリー・グレイという52歳の女性が運転するピントが、高速道路で突然停止した。後続車は、ハンドルを切って追い越していったが、その後から来たフォード・ギャラクシーはブレーキを踏んでも衝突を回避できず、時速45～60キロメートルでぶつかった。衝突の直後、ピントは激しく炎上した。ピントの最後部に設置されていた燃料タンクが、追突によって前方に押し込まれ、タンクに穴があき、そこから漏れ出したガソリンが爆発的に炎上したのだった。[★10]

車内には、グレイの他に、近所に住む13歳のリチャード・グリムショーが乗っていた。二人とも重度の火傷を負い、グレイは数日後に死亡した。グリムショーは一命を取りとめたが、皮膚移植を含む治療を長期間にわたって受けることになった。[★11] 1977年に、被害者の家族らがフォード社に対して訴訟を起こした。

この事故は、フォード社とピントに、永久に消えないような汚名を負わせることになった。ジャーナリストのマーク・ダウィーが、消費者運動の主導者として有名だったラルフ・ネーダーとともに記者会見を開くとともに、雑誌に「ピントの狂気」という表題の記事を書いたのが、そのきっかけだった。[★12] とりわけ人々に衝撃を与えたのは、「社内メモ」として掲載された、フォード社内で行われた費用便益分析の結果だった（表）。

この表を見れば、事故に遭った人やその家族でなくとも、怒りがこみ上げてくるだろう。ダウィーは、この費用便益分析（cost-benefit analysis）に基づいて、フォード社はピントの危険性を知りながら、ロビー活動を行って、連邦自動車安全基準（FMVSS）に適合するような燃料タンクの設計変更を8年間も遅らせたと断じた。ダウィーは、ピントのことを「死の罠（death trap）」と呼び、フォード社の「社内メモ」として、この表を示しながら、同社が人間の命にわずか20万ドルという価格をつけた上で、人命よりも利益を優先する経営判断を行ったと、激烈に非難した。[★13]

陪審制で行われる裁判に、この記事が与えた影響は大きかった。評決の結果、フォード社には製造物責任があり、死亡したグレイの家族に対して、補償的損害賠償として55万9680ドルの支払いが命じられた。重い火傷を負ったグリムショーに対しては、補償的損害賠償として、さらに高額な251万6千ドルの支払いが命じられ、さらに懲罰的損害賠償として1億2500万ドルもの支払いが命じられた。[★14] 懲罰的損害賠償は、判事によって350万ドルに減額されたが、判決を不当だとしてフォード社が起こした控訴も、州最高裁判所への上訴も、退けられた。

費用便益分析

後になってこの表は秘密の「社内メモ」ではなく、全米高速道路交通安全部（National Highway Traffic Safety Administration＝ＮＨＴＳＡ）に提出された、公開されている文書に掲載されていたものであることが判明する。その文書は、衝突安全性試験の際に、後部衝突試験に加えて静的横転試験をも行うことにするというＮＨＴＳＡの提案に再考を求めるものだった。

つまり、この計算は、ピントの衝突安全性に特化されたものではなく、またフォード社の自動車に限定されたものでもなかった。ＮＨＴＳＡによる衝突安全性試験の厳格化に反対する根拠として費用便益分析を行い、静的横転試験を導入して得られる便益性（４９５０万ドル）よりも、それに必要な費用（１億３７００万ドル）の方がはるかに高いことを示そうとしたものだった。そこで用いている「焼死者一人当たり20万ドル」という、**命の値段**と見なされた数値についても、行政府が算定したものであり、フォード社はこれを参照したにすぎない。[★16]

表　「社内メモ」として掲載された費用便益分析の結果[★15]

便益
節約：焼死者180人、重火傷180人、車の焼失2,100台
単価：焼死者一人当たり200,000ドル、火傷者一人当たり67,000ドル、車両1台当たり700ドル
便益総計：180×（200,000ドル）+180×（67,000ドル）+2,100×（700ドル）＝49.5百万ドル

費用
販売台数：乗用車11百万台、軽トラック1.5百万台
単価：乗用車1台当たり11ドル、トラック1台当たり11ドル
総費用：11,000,000×（11ドル）+1,500,000×（11ドル）=137百万ドル

しかし、ここでもう一度強調したいのは、費用便益分析という方法論の適否ではなく、技術倫理の議論における臨床という場の不在である。

仮に、フォード社の技術者が、自動車を使う人に直接接触して、さまざまなデータを示しながら、「安全面を強化しようとすると、このように販売価格に跳ね返ってくるのです」と、率直に説明していたらどうだろうか。おそらく、その説明を受けた人は、安全性のためにどこまでの費用を出すかを考え、技術者と交渉することだろう。そうやって、安全性と価格のバランスをめぐる決定に参画できる。

もちろん、そんな場面は、自動車メーカーにとっては、フォミュラー・カーのような世界での話であって、数百万台を作ってディーラーを介して消費者に売ろうとしている普通自動車ではあり得ないことなのだろう。

雇われた専門家の倫理

さて、前の章で見た医療分野の二つの事例では、テクノロジーの専門家である医師や科学者の生の言葉を紹介した。しかし、フォード・ピントの事例では、そのようなものがあまり見あたらない。この事故について書かれたものは多数あるが、そこに収録されているのは、主には裁判で語られた証言などであり、自動車の開発に携わっていたエンジニアたちが何を考えていたのかは、ほとんどうかがい知れない。

フォード社は、このピントという自動車に関連して、1971年から78年にかけて、50件以上の訴訟を起こされ、その中には、被害者による民事訴訟だけでなく、インディアナ州によって起こされた刑事訴訟も含まれていた。この裁判は、民間企業が、「無謀殺人（reckless homicide）」という刑事犯罪で告発された米国でも初めての事例であり、大きな注目を集めた。[★17]

この裁判に、フォード社は100万ドル近くもの弁護費用を費やし、自社の設計担当のアシスタント・チーフ・エンジニアのフランシス・オルセンを証人として出廷させた。彼は法廷で、18歳の娘に1973年製のピントを買い与え、1年間保有したのちに、それを下取りに出して、1974年製のピントを買い、2年間使ったと証言した。[★18]

この証言は、フォードの現役のエンジニアが、ピントの安全性について、娘に買い与えるほどに自信を持っていたことを示すものとして提示された。この証言がどれほどの効果を持ったのかは不明だが、フォード社はこの裁判では勝訴して、刑事罰を免れた。

医療分野の事例とは違って、工業技術分野の事例では、企業に雇用されたエンジニアがどこまでの倫理的責任を負うべきなのかを考える必要がある。一般論として、技術開発の現場にいて、管理者の地位にないエンジニアは、データの提示を求められたり、意見を聞かれたりすることはあっても、**経営上の意思決定の責任**を持ってはいない。経営者に対して、技術的な問題についての見解を述べることはできても、それ以外のさまざまな要因を考慮して、意思決定を行う責任は、経営者にある。

ビジネス倫理学者のリチャード・ディジョージが指摘するように、エンジニアには、雇用主に忠誠を尽くす義務や、企業内情報についての守秘義務がある一方で、一人のエンジニアとして考慮すべき**職業倫理上の義務**というものもある。[19] 自分の持っている専門的な知識や技術が、自分を雇用している企業や組織に利益をもたらし、同時にその技術を利用する人にも利益をもたらすというのが、最も望ましい状態である。企業・組織には利益をもたらすが、利用者には害をもたらす可能性がある場合には、エンジニアはジレンマに苛《さいな》まれるだろう。

そのような場合に、企業・組織の利益よりも、利用者あるいは**公衆**（public）にもたらされる害を防止することの方を優先すべきだというのが、今日の技術倫理の基本原則になっている。その具体的な方法として、日本で「公益通報」とも呼ばれている、内部告発というものが考えられるが、これを行ったエンジニア個人が、解雇や不当な扱いを受けないように保護されている必要がある。

3 御せない技術の物語——原子力技術のニヒリズム

人を死なせる技術

自動車を作るエンジニアにとって、人が怪我をしたり死んだりするのは不本意なことだろう。自動車は移動のための道具であって、人が死んでしまう事態というのは、不幸な副作用のようなものに違いない。

ところが、道具の中には、**人を死なせることを目的に作られるもの**がある。言うまでもなく、**武器**である。

技術倫理について書かれた本の中には、武器という道具を扱っていないものもある。しかし本書では、人間が技術を使って自分たちの弱さに挑戦してきたという見方をしてきたのだから、武器というものを取り上げないわけにはいかない。第1章で触れたように、技術としての武器を、人間はずいぶんと早くから開発してきたのだった。

数ある道具の中でも、武器は他の道具とはまったく異なる倫理的課題を背負っている。そもそも**人間を殺す道具を作ることが倫理的に容認されるのか**という、根本的な疑問がある。

あえて医療分野と比較してみると、**安楽死**というものが思いつく。安楽死は、医師などが、苦痛を取り除くことができない患者を安楽に死なせる行為である。ただし、その行為は「殺すこと（killing）」とは異なるのだという意味合いを持たせるために、「安楽死（euthanasia）」つまりギリシャ語の「よい（eu）死（thanatos）」に由来する言葉があてられている。「よい死」を提供する技術であって、殺す技術ではないというのが、名前に込められた主張である。

安楽死は、患者自身がそれを望むがゆえに行われるが、武器の使用は、もっぱらそれを使う側の動機で行われる。安楽死では、患者が苦痛を感じないように特別な処置が行われるが、武器の使用ではそのような話は聞かない。ただ、最新の精密誘導兵器では、狙った標的を正確に破壊することで、必要以上に多くの人を殺傷しないという意味での倫理的配慮がなされているらしい。

しかし、武器の開発の歴史を振り返れば、狙った相手ではなく、殺す側の人間を守り、できる限り精神的な苦痛を感じずに殺すことができるような配慮ばかりがなされてきた。射程距離の長い大砲やミサイルの発射、航空機からの爆弾投下、遠隔操作によるドローン攻撃といったものはすべてこれに当てはまる。

その一方で、武器に使われる科学技術が、結果として、武器以外のものに使われる場合も非常に多い。インターネットや光ファイバーを含む通信技術、全地球測位システム（GPS）など、数えあげれば切りがない。逆に、武器以外のもの、いわゆる民生品として開発されたものが、武器に使われることも珍しくない。現在のウクライナで使われているロシアの軍事用ドローンに、民生品やその部品が使われていたことなどが、その例である。[★20]

人を殺傷する目的の道具を作ることに躊躇いを感じるエンジニアも多くいるだろうが、自分が関わっている技術が、軍事目的以外の目的にも使われる可能性がある、いわゆる**デュアル・ユース技術**（dual use technology）だと考えれば、エンジニアの葛藤は、多少は減るのかもしれない。

世界の破壊者

技術開発の目的をめぐる倫理的な葛藤を象徴するのが、**原子力分野**の技術開発である。その初期の段階で関わった科学者・技術者たちが、人間を殺す道具を作ることをめぐって、倫理的戦慄を覚えた非常に有名な瞬間がある。マンハッタン計画に関わった科学技術者たちの体験である。

アルバート・アインシュタインの公式 $E=mc^2$ によれば、紙クリップ1個ほどの小さな物質から、1個の町を消滅させられるような、途方もないエネルギーを取り出すことができる。ただし、従来のように火をつけて燃やし、エネルギー保有量の低い物質へと変化させて、その差分を取り出すのではない。その物質を、この世界から完全に消し去り、質量そのものをエネルギーに変換しなければならない。

１９３８年に、オットー・ハーンが核分裂反応を発見したことで、それまでの紙上の理論がにわかに現実味を帯びることになった。しかも、ヒトラーが支配するドイツには、ユダヤ人でありながら原子爆弾の開発を実現させかねないヴェルナー・ハイゼンベルクがいた。何としても、ナチス・ドイツに先んじて、米国が原子爆弾を作らなければならない。そう考えたユダヤ系ハンガリー人の物理学者レオ・シラードは、アインシュタインとともに、１９３９年に、フランクリン・ルーズベルト大統領に原爆開発を進言する手紙を書いた。ルーズベルトはその進言を受け入れた。[★21]

世界初の核実験を指揮したロバート・オッペンハイマーは、その実験を、ジョン・ダンの詩の「私の心を打ち砕いてください、三位一体の神よ」という一節から、「三位一体《トリニティ》」と名づけたという。[★22]

１９４５年7月16日午前5時30分、起動装置が働き、爆発が起こった。エネルギーの多くは熱となり、砂漠地帯であった実験場の砂を融解し、空気と埃《ほこり》を巻き上げてキノコ雲を作った。光に変換されたエネルギーは、そこに小さな太陽が現れたかのような強い白色光を放った。キノコ雲の中を飛び交う放射線は、奇妙な紫色の光を放ち、やがて夕日のようなオレンジがかった赤色へと変化した。

20年後の1965年、NBCテレビのドキュメンタリー番組のインタビューで、そのときの様子を振り返って、オッペンハイマーはこう述べている。

「そのとき、ヒンドゥー教の経典『バガヴァッド・ギーター』の一節が頭に浮かびました。〈私は今、死となり、世界の破壊者となった〉」[★23]

彼がこのように語る様子を、私たちは今でも、YouTubeで見ることができる。科学技術を操る自分たちが、神の領域に達したという意味なのか、あるいは、ジョン・ダンの詩句の通りに、そのような不遜さを戒める意味なのか、その真意は分からない。

チェレンコフ光を見る

原子力技術こそは、まさしくデュアル・ユース技術であり、軍事目的とそれ以外の目的とに利用できる。しかし、そのいずれにおいても、人間はきわめて弱い存在であるということを、痛切な実感を持って受けとめてきた国民は、私たち日本人だろう。

広島と長崎に原子爆弾が投下されたのは、「三位一体」実験の、わずか1か月後のことだった。それから66年後には、福島の原子力発電所の事故が起こる。しかし、その間の歳月にも、原子力技術に関連する事故や、その一歩手前の出来事は、何度も起こっている。1999年には、放射線が放つ光を、日本のエンジニアが自らの目で見る事故が起こった。

その年の9月30日、夏はとっくに終わったはずなのに、非常に暑い日だった。

株式会社ジェー・シー・オー（以下、ＪＣＯ）東海工場で、２人のエンジニアが、高速増殖実験炉「常陽」の燃料を作るために、硝酸と純水の入った10リットルのステンレス製のバケツの中で、２・４キログラムの酸化ウランの粉末を溶かし始めた。これは、作業手順書に定められていた手順とは異なっていた。溶解塔という、臨界の起こりにくい複雑な形状の容器を使うのが、国の認可を受けた手順だったが、洗浄の手間が省けるバケツでの作業がルーチン化していた。[★24]

溶かし終わると、彼らは漏斗を使って溶液を沈殿槽に流し入れた。Ａが沈殿槽の脇に立ち、漏斗を右手で支え、Ｂは沈殿槽横の梯子に右足を残し、架台の上に半ばしゃがみ込む姿勢をとって、バケツから漏斗へ硝酸ウラニル溶液を注ぎ込んだ。もう一人の作業員Ｃは、隣室で二人の作業を監督する立場で作業をしていた。[★25]

バケツで７杯目、これで最後となる分を注ぎ入れたとき、Ａは「パシッ」という音を聞き、青い光を見た。その青い光は、高エネルギーの荷電粒子が水の中を光速を超える速度で通過する際に発生する、チェレンコフ光だったかもしれない。そうだったのであれば、それが生じたのは、沈殿槽の水の中か、あるいはＡの眼球を潤している水の中だった。確実なのは、この瞬間に、彼らの身体の中を強力な中性子線が通り抜けたことだった。

ほどなくして警報音が鳴り響き、Ｃの「逃げろ」という声を聞いた。[★26]

反応は止まるのか

事故発生から８分後、ＪＣＯから東海村消防本部に救急車派遣要請がなされた。しかし、その際に放射線被曝事故であるとは告げられなかった。このため、消防隊員たちは、強い放射線が放たれ続けている場所で救命作業を行った。

A、B、Cの3人は国立水戸病院へ搬送され、さらにヘリコプターで放射線医学総合研究所へ移された。この手順は、「緊急被曝治療ネットワーク」によって定められていたものだった。[★27]

その一方で、事故に対する技術的な対応は、事前に定められた手順の通り進んだとは、到底言えなかった。事故発生とほぼ同時に、JCOは周辺のガンマ線モニタリングを始め、科学技術庁に定時的に報告したが、どういうわけか敷地内のデータを送らず、また中性子モニタの観測値も提供しなかった。15時頃から約4時間にわたってJCOからの報告が途絶え、その間、日本原子力研究所や核燃料サイクル開発機構が測定したデータによってある程度は補えたが、肝心の事故現場であるJCO構内のデータは不明のままだった。

住民の避難についても、必要な情報がない中で、手探りの対応がとられた。JCOは、事故発生の約40分後に、その第1報を、国、茨城県、東海村に伝えた。そこには、臨界の可能性があるという短い記載があるのみで、詳細な情報はなかった。

JCOは、午後2時8分に、東海村に対して周辺住民を避難させるよう要請してきたが、これを裏付けるデータは提供されなかった。当然ながら、事故の規模によって、住民を避難させる地域の範囲が変わってくる。しかし、その情報がなかった。東海村村長は、午後3時に、350メートル圏内の住民避難の決定を下した。

核技術の専門家の多くが、臨界は大規模なものではなく、すぐに収束するものと考えていたらしい。ＪＣＯで扱っている核燃料の量は、発電所と比べればわずかなものだった。

しかし、予想に反して収束のきざしが見えず、焦りが募った。事故発生から6時間後の午後5時になっても、転換試験棟周辺で毎時4ミリシーベルトの中性子線を計測した。[★28] 臨界が続いていることは明らかだった。これを止めるには、現場で何が起こっているのかを正確につかむ必要があった。臨界を起こした沈殿槽や、その周囲にある機器がどのような造りになっていて、どのようにつながっているのか。すべてが分かる正確な図面が必要だった。

ＪＣＯは、午後6時半頃に、沈殿槽の構造を描いた大まかなスケッチを提出してきた。これを見て、現地対策本部のメンバーたちは、沈殿槽の外側に冷却水ジャケットが付いていて、その水が回っていることで、中性子が継続的に放出される「遅発臨界」が続いているのだろうと考えた。

午後8時40分過ぎになって、ようやく正確な図面が提供された。午後10時頃に開催された現地対策本部の作戦会議で、冷却水ジャケット内の水を抜き取ることで臨界終息を達成できるとの見通しが確認された。

この作業は、通常では考えられないような高い線量の中性子線被曝を伴うものになると思われた。その指揮は、原子力安全委員の任務外だったが、住田健二原子力安全委員長代理が指揮をとった。事故を起こしたＪＣＯは、当初、自分たちがその作業をすることに抵抗があったという。[★29] 住田は、事故処理は事業者の責任で行うべきだという原則を持ち出した。その上で、「将来子どもをつくるかもしれない」という理由で若者を除外し、さらには、「嫌だという人には強制しない」という同意原則をも提示した。
「決死隊」とも呼ばれた24人の事故処理班が、作業にあたった。第1陣を決めるときに、一人の社員が、「じゃあ、私がやりましょう」と声を出した。2人1組になり、深夜午前2時過ぎから、各組3分ずつの作業を行って冷却水配管の水を抜き取った。[★30]
午前6時3分に、臨界は終息した。臨界停止のための作業にあたったのは、のべ24人、被曝線量は最大で48ミリシーベルトだった。[★31]

出血は止まるのか

エンジニアのAが、東京大学医学部附属病院に搬送されてきたのは、被曝から3日目だった。彼は事故を起こした3人の中で、最大の被曝をしていた。しかし、初めて目にしたAの様子は、看護師たちが驚くほど、何ともないように見え、普通に会話もできた。
「よろしくお願いします」と声をかけられた看護師は、治療が済めば退院できるのではないかと思ったという。[★32]
ただ、「手が痛い」と言っている。
確かに、その右手は目を引いた。ウラン溶液を注ぐ漏斗を支えていたAの右手は、臨界を起こした沈殿槽に最も近い位置にあったと思われる。そこは、一日で一気に日焼けしたような赤みを帯びていた。[★33]
看護師たちは、他の患者と同じようにコミュニケーションをとろうとして、生まれ故郷のこと、家族のこと、妻とのなれそめといったことについて、尋ねたりした。

しかし、Aの体内では、第1章で触れた、生物の身体の大きな特徴である**統合性**の崩壊が始まっていた。元気に見えた入院初日の検査で、Aのリンパ球がほとんどなくなっていて、白血球も大きく減少していることが判明した。

被曝6日目に、Aの骨髄細胞の染色体の写真を見た医師たちは驚嘆した。人間が持っているはずの、23組の染色体がバラバラになり、他の染色体とくっついたりして、どれがどの染色体なのか、区別すらできなかった。★34

全国の骨髄バンクや臍帯血バンクから、組織適合性抗原HLAの型が合う人を探し出す努力が続けられた。結果として、型の合う人はたった一人、Oの妹だけだった。

「兄を助けるためには、いくらでも血液をとってください」という妹の体重は、兄の半分ほどしかなく、医師たちは、骨髄にある造血幹細胞を血液中に「動員」させる効果のある、顆粒球コロニー刺激因子（G-CSF）製剤を使った。160ミリリットルの造血幹細胞がAに移植された。★35

しかし、そうやって手を尽くしても、Aを救うことはできなかった。妹の造血幹細胞は、兄の身体内に生着し、白血球や赤血球、血小板を作りだしていた。しかし、医師たちが驚いたことに、せっかく根づいた造血幹細胞の1割が、染色体異常をきたしていた。Aの体内で、放射線を出す物質や、活性酸素が生みだされていることが疑われたが、原因は不明だった。★36

広範囲にわたる皮膚がはがれ、妹の皮膚を培養して移植したが、効果は限定的だった。消化管の出血が止まらず、大量の輸血が行われた。さらに、Aは激しい苦痛に苛まれ、大量の鎮静剤と合成麻薬が使われた。人工呼吸器が取りつけられ、強心薬や昇圧薬で生命を保つ日々が続いた。
1999年12月21日、被曝から83日間を生き、Aは亡くなった[★37]。

技術的ニヒリズム

放射線被曝によって生じる身体組織の崩壊を、医学的に制御できないのは、第1章で述べたように、生物の身体構造が、何層もの階層構造によって統合性を持っていることに起因する。
しかし、臨界を御せない事態が生じるというのは、**人間が技術によって作りだした不備**だろう。つまり、自分たちの技術によって生じた反応を制御する技術を持っていないのである。自動車の喩えで言えば、アクセルだけを発明して、ブレーキが未開発のままに、自動車を売り出してしまった帰結のようなものと言える。

原子力技術の最大の問題はここにある。制御棒を使って抑えられるのは、核分裂反応が一定の範囲内におさまっている限りであって、それを超過した反応が生じた場合には、過酷事故を防ぐことができず、しかも強い放射性を持つ物質が環境中に放出されてしまうと、放射線被曝を防御しながらそれを回収したり、封印したりすることも難しいという事態になる。

この、**技術によって作りだした不適切な状態を、技術によって解決することができない**ことを、仮に**技術的ニヒリズム**と呼んでおこう。ニヒリズムとは、あるものが持っている価値を意図的に無価値化する、という意味の言葉である。技術とは、本来、何らかの価値を生み出すものであり、ここまで見てきたように、人間の弱さに対抗したり、人間の能力を拡張するために用いられてきた。ところが、原子力技術がもたらしているのは、原子力技術が生み出してきたエネルギーの創出という価値を根本的に無価値化しうる状況であり、それを技術的に克服できていない状況である。

このことは、原子力技術の兵器としての開発状況を見れば、子どもでも分かる状態にある。オッペンハイマーの「世界の破壊者」という表現は、詩的な隠喩ではなく、文字通りのもので、核兵器を使った場合には、相手からの核による反撃を招き、最初に使った者も含めて、人類全体が存続できなくなるという、滑稽なジレンマを呈している。にもかかわらず、核兵器の高出力化のための技術開発はなおも続いており、そこに巨額の予算が投じられている。

原子力技術の開発では、地球環境全体の存続や、人類の生存を危うくするという、非常に大きな倫理的課題が生じた。これは、20世紀後半から現在にかけての科学技術全般が抱える倫理的課題の象徴と言えるかもしれない。

私たちの科学技術は、地球が枯れることのない資源を有していて、なおかつ人間の生産活動によって劣化することもないという、根拠のない前提のもとで進歩を続けてきた。しかし、科学技術の巨大化や、消費の大規模化によって、そのような前提は崩れ去った。

科学技術が、地球全体の生物環境を破壊してしまう可能性を持つに至った今日では、技術開発の方向性を、根本的に見直す必要がある。そのためには、人間だけを視野に入れているだけではすまない。

4 他の生き物たち

しかし、人間以外の生物を倫理の対象として考えるなら、そもそも「汝、殺すなかれ」という、人間にとってあまりに基本的な規範の適用で行き詰まってしまう。この規範を動物に当てはめるならば、私たちはただちに食肉をやめなければならなくなる。実際に、ベジタリアンやヴィーガンとして生きている人たちがいるし、倫理学者の中にも、そのような主張を展開している人たちがいる。

彼らの根拠の主なものは、**動物に苦痛を与えてはならない**というものである。しかし、そうであれば、苦痛のない方法で死なせればよいのか、とか、苦痛を感じるか否かという基準で考えてよいのか、神経系を発達させていない生物、例えば植物であれば、殺して食べてよいのかという疑問がわく。苦痛を感じない生物は殺してもよいのだという考え方が正しいかどうかは、論証を必要とする。

ロンドンの煙、悪臭、閉ざされた空気

このように、他の生物を考慮することは非常に難しいのだが、人間でも他の生物でも適用できる、単純な方法論がある。それは、「はじめに」の冒頭に掲げたように、倫理を**弱い存在を前にした人間が、自らの振る舞いについて考えるもの**だと仮定してみることである。

ところが、前にも触れたように、工学分野の技術開発では、**臨床**という、技術を適用する相手

と直接接触する場が少ない。医療分野では、技術の適用対象である患者と、臨床で出会うことができる。しかも、患者とは、その技術を切実に必要としている弱い存在である。これに対して、臨床という場を持たないエンジニアは、しばしば、技術や道具にだけ向き合っているかのような場で働き、それらがもたらす倫理的問題を、肌感覚で感じることが難しい。

人間以外の生物や、環境を視野に入れて考えるとどうだろうか。医療の現場とも、あるいは道具の開発の現場とも違って、他の生物や環境に向き合う場は、**フィールド**と呼ばれてきた。問題は、そこに立つ際に、人間をどこに位置づけるかである。フィールドの外からやってきた存在として位置づけるか、それともフィールドの中で、他の生物と同じように、生態系を構成する生物の一種として位置づけるか。

確かなのは、生態系の中で、人間も暮らしているという事実である。空気が汚れれば、人間も被害を被る。他の生物が害を被っても何とも思わない人も、自分の身に有害な影響が生じれば、その状況を放ってはおけなくなるだろう。

1662年、ジョン・グローントが『死亡表に関する自然的および政治的諸観察』を刊行し、大都市ロンドンでは、農村地帯に比べて死亡率が高く、その要因の一つは大気汚染にあるという説を唱えた[★38]。これは、今日の環境問題を、科学的な観察と統計的手法によって、最も早期に警告した例とされている。

英国で産業革命が始まるのは18世紀のことだが、それより100年ほど前のロンドンでは、すでに「煙、悪臭、閉ざされた空気」が漂って、人々の健康を蝕んでいた。空気が汚れる原因の一つは、地形にあった。ロンドンは低い盆地で、北西のチルターン丘陵と南のノースダウンズ丘陵に囲まれ、空気が滞留しやすかった。もう一つの原因は、急激な人口の集中であり、1650年には、約40万人もの人がこの街で暮らしていた。[★39]

19世紀に入ると、**公害**（public nuisance）という言葉が使われるようになり、1855年には、他国に先駆けて公害防止法が公布された。しかし、それから約1世紀にわたって状況はあまり改善されず、1952年12月に、ロンドン・スモッグ事件が発生した。

これは、5日間にわたってロンドンを覆った濃霧により、燃料である石炭の燃焼で生じる煤煙や亜硫酸ガスなどの大気汚染物質が滞留し、人々の健康を害した事件である。この時期の死亡者数が、前年の同時期と比べて約4千人も多いことが判明し、この超過死亡者数が、大気汚染の被害者数と見なされた。[★40]

1962年に、レイチェル・カーソンの『沈黙の春』が刊行され、合成農薬が人間の食物や、野生生物、環境を破壊していると警告し、世界中の人々の関心を、環境問題に向けさせた。1968年のギャレット・ハーディンの『コモンズの悲劇』は、人間は将来の世代への影響のいかんにかかわらず、自分が得る利益がコストを上回る限り、より多くの資源を使用し、より多くの子どもを産むだろうと予測して、今日の地球規模の環境問題を先取りするような主張を展開した。[★41]

山の身になって考える

これらの問題提起は、あくまで人間にとっての環境の悪化という位置づけが主なものだった。

人間にとっての環境や資源が破壊され、汚染され、私たち人間を苦しめているのだから、手を打たなければならないという考え方である。

倫理を、**弱い存在を前にした人間が、自らの振る舞いについて考えるもの**だと考えるなら、人間以外の多くの生物は、人間によって、地球環境ごと絶滅の危機にさらされているのだから、人間よりも弱い存在だと言って差しつかえないはずで、それらを前にして、人間が自分たちの振る舞いを考えるのが**環境倫理**（environmental ethics）だと言ってよいはずである。

しかし、医療倫理や技術倫理と違って、相手は人間ではない。人間であれば、相手の身になって考えてみることで、自らの振る舞いを見直すことができる。他の生物や環境に対して、そんなことができるだろうか。

そのような試みを、実際に行った技術者がいた。

アルド・レオポルドは、１９０９年に米国森林局に入り、アリゾナ州のアパッチ国有林で森林官助手として働き始めた。その後約20年間にわたって、いくつかの州の国有林で森林官として働いた。24歳のときに、カーソン国有林に副国有林長として着任し、そこで森林月報『カーソンの松笠（Carson Pine Cone）』を創刊した。１９３３年には、ウィスコンシン大学の教授となったが、同州郊外の耕作放棄地を購入して、そこに週末に通って自然観察を続けた。★42

レオポルドは、当時の政府の方針通りに、シカのような狩猟対象となる鳥獣の保護を第一に考え、そのために、シカを殺してしまうオオカミやクマのような肉食獣を根絶することが必要だと信じていた。ところが、肉食獣の減少でシカが急激に増えた結果、餌となる植物を食べ尽くし、やがてシカそのものもいなくなってしまうという事態に直面する。

> そのとき以来ぼくは、オオカミを根絶やしにする州が次々と増えてゆくのを見て暮らしてきた。新たにオオカミのいなくなった山の顔をずいぶんと眺めたし、シカの新しい踏跡が迷路のようにできて、皺のような模様のついた南斜面も幾つも見てきた。食べやすい低木や若芽が残らずシカにかじられて、最初は干からび、やがては枯死していくさまも観察してきた。[★43]

ここで彼が書いている「そのとき」とは、まさしくレオポルドが、**弱い存在を前にした瞬間**と言ってよいものだった。彼は、親子らしき二頭のオオカミを見つけて、何の躊躇いもなく、銃を放った。母オオカミはその場に倒れ、子どもの方は、足を引きずりながら逃げていったが、その先の崩れた岩場を越える力は残っていないように思えた。

> 母オオカミの傍に近寄ってみると、凶暴な緑色の炎が、両の目からちょうど消えかけたところだった。そのときにぼくが悟り、以後もずっと忘れられないことがある。それは、あの目のなかには、ぼくにはまったく新しいもの、あのオオカミと山にしか分からないものが宿っているということだ。[★44]

レオポルドは、目の前で死んでいった母オオカミや、その子ども——親を失って、孤独に生きるか、あるいは、銃弾による傷のせいで孤独に死んでいくほかはない子どものオオカミに、哀れみの情を向けたのではなかった。

当時ぼくは若くて、やたらと引き金を引きたくて、うずうずしていた。オオカミの数が減ればそれだけシカの数が増えるはずだから、オオカミが全滅すればそれこそハンターの天国になるぞ、と思っていた。しかし、あの緑色の炎が消えたのを見て以来ぼくは、こんな考え方にはオオカミも山も賛成しないことを悟った。[45]

彼が気づいたのは、**自分ではない存在の側からものを考えてみる**という、視点の転換である。しかも、それを人間ではない存在であるオオカミや、生物ですらない山に対しても試みている。そのような発想で見いだした、新しい倫理学を、レオポルドは土地倫理（land ethics）と名づけた。

1949年に、レオポルドは長年にわたる森での観察記録を『砂土地方の年報と、そこここのスケッチ』[46]という本として刊行した。しかし、その翌月に、ウィスコンシン川で発生した野火を、近所の人たちとともに消そうとしているときに、心臓発作で急死した。

本の表題から推測されるように、彼の本は、ウィスコンシン州の、人間が顧みない土地の自然と、そこに暮らす生き物の様子を捉えたものである。彼の文章は、ヘンリー・ソローを彷彿とさせる美しいものであり、「アメリカン・ネイチャー・ライティング」という文学ジャンルに属するものとして評価されている。[47]

「土地倫理」と題された論文は、この本の末尾に収録されている。その発想は、伝統的な倫理学のいずれの系譜にも属していない。この論文を、敬意を込めて、「理系」の倫理学の最初期の例と呼んでおきたい。

彼の本は、刊行当初は数千冊ほどしか売れず、「土地倫理」も誰にも顧みられることなく、忘れられていくかに思われたが、1960年代初頭に訪れた環境保護運動の高揚の中で再発見され、環境保護運動のバイブルのように扱われることになった。[★48]

第4章

「理系」の倫理学

特に、医学は、私たちが病気や衰え、死に直面する可能性と、それに伴う治療の必要性に対処するものである。傷つきやすく、弱い存在である人間をケアすることは、非常に重要なことであり、医学は誓いを立てるという厳粛な行為に必要な重さを備えている。それゆえ、医師は宣誓をするのがふさわしい。

（医療倫理学者／トーマス・キャバノー）

1 倫理の法則性を求めて

「理系」の倫理学

前の章で、レオポルドの土地倫理を、敬意と、少しの遊び心を込めて、「理系」の倫理学と呼んだ。

私たちが眺めてきたのは、人間が自分たちの弱さに対抗するために生み出してきた科学技術が、近代、とりわけ20世紀以降に、さまざまな倫理的問題を生み出してきた様子であった。それらには、**医療倫理**（medical ethics あるいは health care ethics）、**技術倫理**（engineering ethics）、**環境倫理**（environmental ethics）というように、問題が生み出される領域によって、便宜的な名前が与えられてきた。

これらは、医学、工学、生態学、農学など、自然科学に立脚する領域で生じていると言えるものであり、引っくるめて「理系」の倫理学と言えなくもない。しかし、「倫理（学）」という言葉の重さに比べて、「理系」という言葉がいかにも軽いものに思えてしまう。

「理系」という言葉は、医学を含めて自然科学系の学問を束ねるのに使われる。[★1] これと対をなす「文系」は、人文社会科学系の学問を束ねる。現在の学問は、学際的・融合的なものになっており、このような二分法はあまり意味がないはずなのだが、長く使われ続けている。

日本人の多くにとって、「理系」（およびその対となる「文系」）という言葉は、高校時代の進路選択の際に出会うもので、人によっては、心穏やかでいられないものかもしれない。お前は将来何になりたいのだと、急かされるように考えさせられ、それと同時に、勉強の得意不得意を突きつけられる。数学ができなければ、先生たちは「理系」への進学を勧めてくれない。天体や海洋生物が好きで、そういうものを学ぶ進路を考えていたのに、数学ができないから、お前は文系しかないと、言われたりする。

一方で、倫理学とは、ものごとのよしあしを探求する学問である。ものごとのよしあしという、きわめて複雑なものを考えるのだから、理系も文系もなく、人類の知恵を総動員して当たればよさそうなものだが、旧帝国大学と呼ばれるような大学では、「文系の中の文系」とも言うべき文学部の小さな領域として、倫理学のコースが置かれている。

倫理学をどうやって探求すべきかという、**方法論**をめぐる議論も行われてきたが、その多くは理論的なものが中心で、例えば物理学のように、理論系の研究者が提唱した仮説の真偽を、実験系（もしくは実証系）の研究者が確認することが望ましい、などと考える人はほとんどいない。[★2] その理由は、物理現象とは違って、ものごとのよしあしは人間の認識に依存するものであり、これに実証的な方法を適用することが難しいためである。

例えば、「高速で移動する物体においては、時間の流れが遅くなる」という物理学の仮説と、「5人の生命を救うことは、2人の生命を救うことよりも正しい」という倫理学の仮説とを比べてみよう。

アルバート・アインシュタインの特殊相対性理論に基づく前者の仮説は、高精度の時計を飛行機に乗せた実験によって、1971年に証明された。飛行機に搭載した4台のセシウム原子ビーム時計は、地上の時計と比べて、東回りで世界一周した際に約59ナノ秒、西回りで約273ナノ秒の遅れを生じていた。[★3]

後者の仮説については、このような実験を構想することはできない。実際に人間を使って試すというような恐ろしい実験を行ったところで、そもそも「よしあし」を計れる装置はないのである。

このように、自然科学系の学問は、概して実証を重んじる。実験や観察などを行って、仮説の真偽を証明し、その証明そのものにも、誰が行っても再現できる明証性を求める。それに対して、倫理学が探求する、ものごとのよしあしは、それを実証すること自体が難しい。例えば、「5人の生命を救うことは、2人の生命を救うことよりも正しいと思うか否か」というアンケート調査を行って、「そう思う」と答えた人が多数を占めたとしても、この仮説を立証したことにはならない。多くの人が正しいと思っていることを証明しても、それが正しいとは言えないからである。

このように、ものごとのよしあしを、実験、観察、調査のような方法（これらは、自然科学のような経験科学が好んで用いるものである）によって実証できるかのように捉えることを、英国の哲学者ジョージ・エドワード・ムーアにならって、**自然主義的誤謬**《ごびゅう》（naturalistic fallacy）と呼ぶことができる。[★4]「理系」の倫理学というものがあるとすれば、まずもって、この自然主義的誤謬を犯さないものでなければならないだろう。

これに加えて、その逆方向の誤りにも注意しなければならない。すなわち、自然科学による検証が必要な問題を、あたかも自明の真実であるかのように考えてしまう誤りを犯さないことである。この誤りを**論点先取**《せんしゅ》（petitio principii）と呼ぶ。

例えば、ある人が、「意識を持っている存在を殺すのは倫理的に許されない。だから、他の動物を殺してもよいが、人間を殺すのは誤っている」と主張しているとする。ここには、「他の動物には意識がない」という前提が隠されている。この前提は、少なくとも何らかの方法で証明しなければ、正しいと決めつけることはできない。それなのに、この人は、それが当然であるかのように決めつけており、論点先取の誤りを犯している。

医療倫理、技術倫理、環境倫理を論じてきた人たちは、しばしばこの誤りを犯してきた。その理由は、医療や科学技術についての倫理的問題を考えるためには、本来であれば「理系」と「文系」の区分にとらわれずに、科学的かつ論理的な検証を行う必要があるのだが、そのような検証（先の例で言えば「他の動物には意識がない」ことの検証）は、実際には相当に難しいからである。

そのように、検証の困難さを前にしたときに、便宜的な結論や、心情的に好ましいと思える結論に飛びつかず、知的な意味で謙虚な態度を取るのは容易ではない。レオポルドが尊敬されたのは、この点だろう。彼が気づいたのは、**自分ではない存在の側から、ものを考えてみないのはフェアではない**ということである。それは、論点先取を避けようという意味での知的謙虚さでもあった。彼はその視点の転換を、人間ではない存在であるオオカミや、生物ですらない山に対しても試みた。もちろん、オオカミも山も、何も語ってはくれないのだが。

倫理原則

「理系」の倫理学に、もう一つの個性を与えてみよう。

それは、自然科学の知識がそうであるように、**倫理にも法則性を求める態度**である。個別具体的な事例ごとに倫理的な妥当性を一から考えるのではなく、その事例に含まれる条件を考慮すれば、倫理的に妥当な判断を導ける。物理的現象とは違って当然だが、少なくとも、そこに居合わせた人の価値観や心情のようなものに左右されない、**倫理の法則**があるべきではなかろうか。それが確固として存在するならば、どんな事例でも、倫理的な意味で適切に判断することができるだろうし、マスメディアやSNSなどの流言飛語に惑わされずにすむ。

医療倫理の領域では、万人が共有でき、なおかつどんな事例にでも適用できる倫理の法則を**原則**（principle）として確立しようという方法論が、1970年代から考案されてきた。

その例が、米国の、生物医学研究ならびに行動科学研究における被験者の保護に関する国家委員会による「ベルモント・レポート」の3原則（人格の尊重、恩恵性、正義）[★5]であり、米国を代表する二人の生命倫理学者であるトム・ビーチャムとジェイムズ・チルドレスの『生命・医療倫理の基本原則』の4原則（自律尊重、無危害性、恩恵性、正義）[★6]であり、「ヨーロッパの生命倫理と生命法における基本原則」（あるいは「バルセロナ宣言」）の4原則（自律性、尊厳性、統合性、脆弱性）[★7]である。

これらのうち、欧州の4原則は、人間以外の生物をも視野に入れているが、他のものは基本的には人間のみを対象としている。こうした、物理法則のような法則性を持つ倫理原則の適用範囲を拡張することによって、科学技術による人間の弱さの克服や能力の拡張の問題、さらには人間以外の生物を視野に入れた、生物多様性や地球環境の持続可能性のような大きな問題を考えることができないだろうか。

普遍化可能性

倫理の考え方も、物理の法則のように、どんな条件下でも成り立つものであるべきだという考え方は、近代倫理学の中でも論じられてきた。その中でも、非常によく知られ、今日でも大きな影響を与え続けているのが、1785年にドイツの哲学者イマヌエル・カントが『人倫の形而上学の基礎付け』で示し、**定言命法**（Kategorischer Imperativ）と呼んだものである。

彼はこう書いている。

その格律が普遍的法則となることを、あなたがその格律を通じて同時に意欲することのできるような、そのような格律にのみ従って行為しなさい。[★8]

「格律」とは、まさしく物理学の法則のようなものである。私が倫理的な判断を下すときに、心の中で、倫理の法則のようなものを思い浮かべているならば、それが格律である。ただし、それは普遍的法則と呼べるようなものでなければならない。

カントは、そのような普遍的法則がどのようなものであるのかも示している。それは、**私たちは人間を手段化してはならず、各々の人間が固有の目的を持つことを尊重しなければならない**、という考え方である。[★9] これこそは、何の前提条件もなく、万人が従わなければならない普遍的法則なのだという。この考え方は、この本の主題である「弱さの倫理学」にとっても重要なものであり、後の章で詳しく考えるが、ここでは立ち入らない。

もっと現代に近い人で、倫理の法則性について論じたのが、英国の哲学者リチャード・マーヴィン・ヘアである。1952年の著作『道徳の言語』で、彼は「道徳上の思考について理性的なものとして語ることができるのは、道徳判断が普遍化可能であることによる」[★10]として、この性質を**普遍化可能性**（universalizability）と呼んだ。

ヘアの発想を採り入れて、普遍化可能性を一つの倫理原則として表現すれば、次のようなものになるだろう。

> **普遍化可能性原則**
> ある事例に適用される倫理的判断の根拠は、同じ性質を持つ別の事例にも適用できるものでなければならない。

このような原則は、医療倫理について提案されてきた原則のセットの中には、含まれていない。しかし、この原則は、きわめて強力なものである。

まず、同じ人間である**自分と他人**に対して、同じ考え方を適用しなければならない。自分に適用できるものは、他人にも適用できなければならない。自分には甘いルールを適用し、他人には厳しいものを適用するわけにはいかないのだから、エゴイスティックな判断はことごとく否定される。

もっと視野を大きくとれば、**自分の集団と他人の集団**とに、同じ考え方を適用すべきだということになり、他集団への差別的な扱いが禁じられる。白人に適用できる考え方は、有色人種にも適用すべきだし、男性に適用できる考え方は女性に、健常者に適用できるものは障害者にも適用すべきである。

このように、普遍化可能原則を用いれば、マイノリティとされてきた人たち、あるいは、社会的に弱い立場に置かれてきた人たちに、マジョリティの人たち、強い立場に立ってきた人たちと同等の権利を認めなければならないことになる。

逆向きの適用もまた、有益な発想を提供する。

もしもあなたがひどく落ち込んでいて、自殺を考えているのであれば、こんなふうに考えてみるべきだ。

あなたにとって大切な人、妹とか、親友とかが、同じ状況にあって、自殺を考えているとする。あなたは、妹の自殺を止めないだろうか。もしも自殺を止めようと思うなら、あなた自身の自殺も止めなければならない。

あるいは、あなたがある集団に属しているがゆえに、満足に行えない行動があるとする。例えば、電車に乗るのに抵抗があるとか、仕事を休ませてもらえないとか、病院にかかりにくいとか、コンサートに行けないとか。そのような場合に、あなたは声をあげてよい。これは私の問題ではなく、私の属する集団で、私が分類され、それによって不当な扱いを受けているのだと、言ってよい。

　こうして、普遍化可能性原則は、周縁化され、迫害されてきた、弱い立場に立つ人たちの権利を確立させるとともに、自分自身に価値を見いだせない人たちに、かけがえのない自分の価値を気づかせる力を持っている。


　人間において、この普遍化可能性原則を完全に適用できるようになったのは、ごく最近のことに過ぎない。環境史学者のロデリック・ナッシュが描いた**権利概念の拡大**の図が、このことをよく表している。図は、英国と米国の法律において、権利を認められる対象が順次拡大していったさまを表している。

　ナッシュの図では、時代順で一番最後に「自然　絶滅危惧種保護法」が置かれている。これは、それより手前にあるものとは、カテゴリー化の基準が違っている。一つ手前の「黒人　公民憲法」までは、一人の人間（個体）が権利の主体なのに、「自然」は集合的な存在が権利の主体であるかのような想定になっている。つまり、人間以外の生物については、種々のものをとりまぜた集合である「自然」の存続が認められているが、個々の生物個体に権利を認めるところまでは、権利概念が拡大されていないのである。

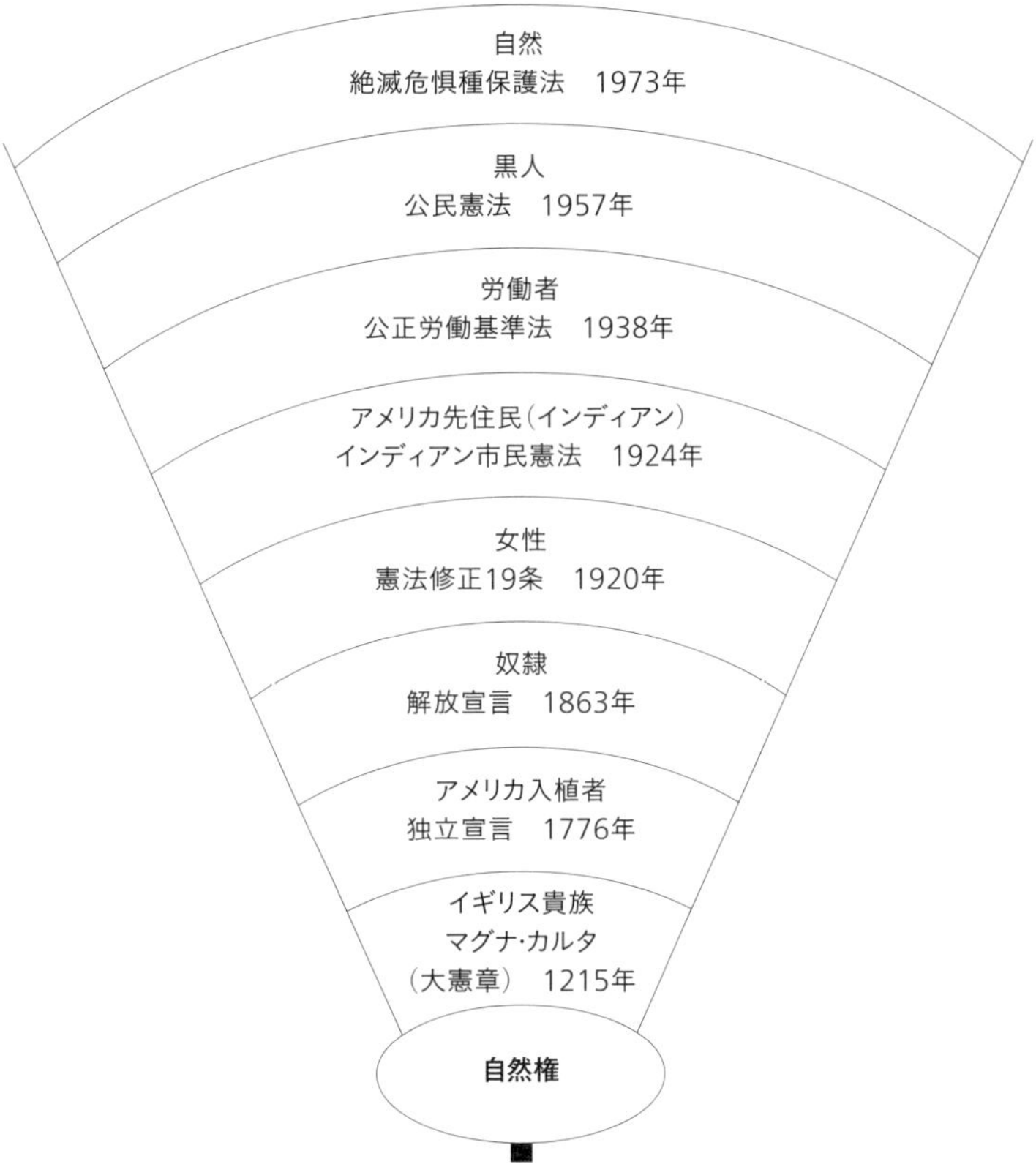

図　ナッシュの「権利概念の拡大[★11]」

無危害性（危害性に対する有益性の超越）

普遍化可能性は、倫理的に好ましい判断や行動を導くというよりは、倫理というものを考えるにあたっての、最も基本的な考え方を示すものであり、いわば**原則の原則**のようなものである。そのため、普遍化可能性原則にしたがって、私たちの判断や行動を導く、より具体的な原則を構想する必要がある。

そのようなものとして、古くからラテン語で「Primum non nocere（何よりもまず、害するなかれ）」と表現されてきた原則がある。これを、医師のための倫理原則として、具体的な内容に展開したものとして読めるのが、紀元前5～3世紀に書かれたとされる、有名な「ヒポクラテスの誓い」である。そこには、「頼まれても死に導くような薬を与えない」、「婦人を流産に導く道具を与えない」、「結石を切りだすことは神かけてしない」等の、生々しい文言が並んでいる。

最近の医療倫理では、ここまで具体的な文言ではなく、もっと抽象的で、さまざまな問題に適用できる、普遍化可能性の高い原則として、**無危害性原則**が立てられている。

前に触れた「ベルモント・レポート」では、この原則は「恩恵性（beneficence）」とされ、ビーチャムとチルドレスの4原則では、「恩恵性」と「無危害性（non-maleficence）」とを独立した二つの原則として立てている。欧州の「バルセロナ宣言」では、この原則は独立したものとしては掲げられていない。その代わりに、自律性、尊厳性、統合性という、損なうべきでない価値を掲げている。

技術倫理の領域では、つねに**安全性**が強調されてきたが、これを医療分野の無危害原則と統合して、科学技術全般に適用できるように表現すれば、次のようなものになるだろう。

無危害性原則
ある技術の適用に際して、その被適用者およびその他の者にもたらされる利益と不利益とを考慮して、利益が不利益を十分に上回る場合にのみ、その技術の適用が許される。

医療分野でも工学分野でも、あるいはその他のどんな分野であっても、技術の適用には、必然的に**利益**（**効果、効用、便益**）と**不利益**（**害、リスク、コスト**）とがともに生じる。倫理的に問題になるのは、利益に比べて不利益が大きい場合である。

不妊治療を受ける女性は、内視鏡手術や排卵促進薬という、身体に負担のあるリスクを負いながら、子どもを得るという利益を得る。この場合は、少なくとも本人が、利益の方が不利益を十分に上回っていると考える限りにおいて、その技術を行うことが正当性を持つ。

このケースでは、不妊症患者という一人の人が、利益と不利益をともに負うため、そのバランスの適正さを評価することが、比較的容易である。ところが、第三者の配偶子提供や、代理出産のように、不妊症患者以外の人が関与するケースでは、その人たちにとっての利益と不利益を考慮しなければならないために、利益と不利益のバランスの評価は、より難しくなる。

臓器移植では、必然的に、ドナーとレシピエントという二人の人が関与するのだが、ここでドナーが負うリスクは、不妊治療の場合の、配偶子提供や代理出産を行う人以上に大きいものだろう。それに対して、レシピエントの受ける利益は、生命の危機を脱するという大きなものであり、利益と不利益のバランスの適正さを考えるのは、より複雑なものとなる。

さらに、フォードの作った自動車「ピント」の事例で見た費用便益分析や、動物や他の生物が関与するケースでは、利益と不利益のバランスの評価はさらに複雑なものになる。

そのため、利益と不利益のバランスがどの程度であれば、倫理的に受け入れられると言えるのかを、原則の中に盛り込むことはできない。これを規定する原則は、主には**正義**に関するものであり、別個のものとして考えなければならない。そのために、「利益が不利益を十分に上回る」という、具体的な基準のない表現にせざるを得ない。

無危害原則は、あらゆる分野の技術開発に適用できる。技術開発の結果として生み出される生産物（例えば電気）なり生産方法（例えば原子力発電）は、利便性や作業効率の向上という利益をもたらすと同時に、誤作動や誤操作などによって生じる事故の可能性や、環境の汚染や生態系の破壊のようなリスクを伴う。この場合、その技術を市場に出してよいか否かの際に、この原則が用いられる。

もちろん、フォード・ピントの事例で見たように、リスクを完全にゼロにすることは難しい。そのため、定量的・定性的に評価して、どの程度のリスクを許容できると考えるかの意思決定が必要になる。それをどう行うかが、次に問題になる。

これについて、最も徹底した考え方として、**予防原則**（precautionary principle）が提唱されている。

1998年に、欧米諸国の条約交渉担当者、環境保護の活動家、科学者、哲学者、弁護士など、

32人の連名で表明された「予防原則に関するウィングスプレッド合意声明」では、この原則を「ある活動が人の健康や環境に害を及ぼす恐れがある場合には、たとえ因果関係が科学的に十分に確立されていなくても、予防的な措置をとるべきである」と定義している。[★12]

これに加えて、「リスク評価や費用便益分析といった現在の政策が、新製品や新技術に有利に働き、それが後に有害であることが判明する可能性がある」こと、「被害が発生した場合、被害者やその擁護者は、製品や活動に責任があったことを証明するという困難な課題を抱えている」ことを指摘して、「予防原則は立証責任を転換し、ある活動の責任者はその活動が無害であることを保証し、損害が発生した場合には責任を負わなければならない」と主張している。

このような考え方に対して、当然ながら、議論が巻き起こっている。医薬品を開発する場合、その安全性を立証する責任は開発者の側にあると考えられてきたが、それ以外の分野では、技術開発の推進と予防原則のいずれを優先するかをめぐって、欧米諸国でも意見の相違がある。[★13]

無危害原則を考えるにあたり、触れておかなければならないのが、**功利主義**（utilitarianism）である。19世紀の英国で生み出されたこの倫理理論は、「ヒポクラテスの誓い」の無危害原則と似ているが[★14]、重要な点で異なっている。医師たちの無危害原則は、一人の患者を前にした、**臨床的**な原則であり、自分が手を出すことで、かえって有害な結果を招くのであれば、何もしない方がよいという、単純素朴なものである。

これに対して、功利主義は、ジェレミー・ベンサムの「最大多数の最大幸福」という言葉が端的に表現しているように、臨床的なものではなく、**公共的**なものである。つまり、目の前の一人の患者ではなく、多数の患者たち、あるいは患者以外の人たちも含めて、広く人間の集団を念頭に置いて考える。「ある一人の尿道結石症の患者に手術を行った場合に、有益な結果が得られるか」ではなく、「尿道結石症の患者の集団で手術を行った場合に、何%の人で有益な結果が得られるか」と考える。[★15]

要するに、**個人と集団のどちらを基本単位として無危害性を考えるべきか**という問題が、功利主義によって提起されるのである。

さて、無危害原則についても、ナッシュの図（P.125）を見つめて考えなければならない。

人間については、「イギリス貴族」、「アメリカ入植者」、「奴隷」、「女性」、「アメリカ先住民」、「労働者」、「黒人」へと、個人を権利主体として保護する考え方が拡大していった。ところが、人間以外の生物については、個人（個体）を権利主体と見なして、危害を加えるべきでないと考えれば、動物も植物も、殺して食糧にすることは許されないことになる。つまり、自然界の個体間関係の中心である捕食という行為が、すべて非倫理的だということになってしまうのである。

これをどう考えるべきかは、非常に難しい。

正義の2原則

このように、無危害原則の適用対象については、容易に解決できない問題が残る。人間については、それが**個人への適用（臨床的適用）なのか、それとも集団への適用（公共的適用）なのか**で、判断が異なり得る。

他の生物については、そもそも適用対象となり得るのかが問題となる。なり得ると考えるならば、どこまでの範囲を適用対象とするかの問題が生じる。つまり、一匹、一株という個体なのか、それとも種という集団なのか、である。

こうした適用対象の問題について、無危害原則は何も指示することができず、別の倫理原則を必要とする。

それが、**正義**（justice）についての原則である。

科学技術をめぐる正義原則は、大きく分けて、**配分**と**決め方**の二つの内容を規定する必要がある。いずれも、無危害性原則の内容に関連する。つまり、科学技術がもたらす利益と不利益とを、誰がどの程度ずつ手にするか、ということである。

一部の人たちが利益を独占し、他の人たちには利益がゼロで、もっぱら不利益のみがもたらされるという状態は、完全に不公平なものだろう。逆に、すべての人々が、利益も不利益も均等に分け合っている状態は、完全に公平なものだろう。もちろん、実際の問題で、このような両極端の状態になることはほとんどなく、中間のどこかでバランスが取られている。

正義原則が難しいのは、このバランスを取るための基本的な考え方自体に、意見の対立があるためである。例えば、ある技術について、それを考案したエンジニアがいる国の国民と、外国の国民とで、同じ程度の利益を分け合うべきなのか。そうだと考えれば、欧米や日本で開発された薬や機械は、他の地域の人たちにも公平に分け与えなければならないことになる。

しかし、その薬や機械が、民間企業による技術開発によって作られたのならば、それを商品などの形で販売したり、特許使用料を設定したりして、利益を確保する必要がある。また、技術開発のために、投資家のお金や、ある国の税金が投入されている場合は、何らかの形でそれを供出した人たちに利益を還元する必要がある。このように、科学技術の利益と不利益は、経済的な視点にまで視野を広げて考えなければならない。そのため、正義についての普遍化可能性を確保しようとすると、**公平性**（equality）と**公正性**（fairness）という二つの次元に分けて、次のような抽象的な原則を立てることしかできない。

> **公平性原則**
> ある技術の適用に際して、その適用によってもたらされる利益と不利益は、公平に配分されなければならない。

> **公正性原則**
> ある技術の適用についての規則は、公正な基準および方法を用いて、決めなければならない。

それでも、こうして公平性と公正性とを独立した原則として考えることで、倫理問題について、ある程度の評価を行うことが容易になる。

例えば、フォード・ピントの事例では、会社の方針において、公平性原則は遵守されていたが、公正性原則は守られていなかった。公平性原則については、誰もが公平にリスクを負っていたと、ほぼ言える。「ほぼ」を付けざるを得ないのは、フォード社（あるいは、その中でも技術情報を知っていた部署）の内部の人間は、リスクの大きさや、それが発生する可能性を知っていて、この自動車を自ら運転することを避けることもできたからである。つまり、情報を持っているごく一部の人とそれ以外の人の間に、公平性が確保されていなかった。

しかし、もっと重大なのは、費用便益分析の数値を見て、納得した人がきわめて少ないという事実の方である。これは、20万ドルという人間の生命の価格や、それを算出した計算式に疑問を感じる人が多いということであり、公正性に問題があったことを意味している。生命の価格を、例えば10倍の２００万ドルに設定していれば、一人の人が一生涯に稼ぐ金額に近いように思えて納得する人が増えるかもしれない。それでも、人間の生命に価格をつけて計算する方法そのものに強く反対する人もいるだろう。

このように、人間が集まってあることを評価する際に、１００％（全員賛成）とか０％（全員反対）ということは、ほとんどあり得ない。また、賛成が反対をどの程度上回っていればよいのかを、一律に決めておくこともできない。この、賛否の基準については、公正性原則は、「決め方を公正にせよ。ただし何をもって公正とするかについても、公正に決めよ」と言うしかなく、意味のない同語反復になってしまう。この「決め方」の問題については、次に見る、重い歴史を踏まえずに考えることはできない。

2 重い歴史

倫理の不快な肌触り

こうやって、倫理についての考え方を、抽象化する方向で考えていくと、実際に起こった事例のリアリティを見失いそうになる。

そこで、前の二つの章で見た事例に立ち戻って、考えてみたい。ただ立ち戻るのではなく、それぞれの事例の主役と言える、医師や科学者、エンジニアという、科学技術をその手で扱う専門家たちの身になって、これらの事例をめぐって巻き起こった倫理についての論争を振り返ってみよう。

そうすると、彼らの心の中で生じていた**倫理をめぐる感情の揺らめき**が蘇る。

専門家としての達成感や、患者や社会、国家に対する使命感からくるヒロイックな感情の高揚を覚えた人もいた。それらはいずれも、本人にとって好ましい感情だっただろう。その一方で、不安や戸惑い、怒りのような感情を抱いた人もいた。自分では感じないにしても、世間やマスメディア、あるいは他の同僚たちが、そのような目で自分たちの行為を見ていることを感じる。

この**ざらついた感情**が、倫理というものの肌触りなのかもしれない。

その肌触りに思いをめぐらせながら、一瞬だけ、彼らの身になって考えてみよう。

科学技術の開発は、失敗の連続である。

新しい試みは、世間が思っているほど簡単には成功しない。

倫理の問題をあれこれと言ってくる人がいるが、自分たちも考えていないわけではない。

どうか、私たちを信じてくれないものだろうか。

研究に打ち込み、試行錯誤を繰り返して、その成果を人々に役立てることができればよいと、私たちは考えているのだ。

世界初の心臓移植を行ったバーナードや、ともに働いた医療従事者や患者、その家族。世界初の体外受精を行ったステップトゥ、エドワーズ、パーディ、彼らに協力した医療従事者や不妊のカップルたち。激しい議論も闘わせたが、一致団結して、科学技術のブレイクスルーに向かって歩んでいたではないか。

フォード・ピントやJCOの事故は、不幸な出来事ではあったが、いずれもエンジニアたちは悪意を持って仕事をしていたわけではない。安全性を守る上で必要な配慮が足りなかったのかもしれないが、こういった失敗事例があって初めて、それが再発しないための具体策を考えることができるのではないか。

環境問題や、生物多様性にしても、レオポルドのように、その分野の技術的な専門家として仕事をしていた人が、問題の深刻さに気づいて、警鐘を鳴らしたからこそ、今日のように多くの人が関心を向けるようになったのではないか。

つまり、どんな問題であっても、科学技術の前線に立っている私たち専門家が、自ら問題を発見し、それへの対処方法を考えるべきであり、倫理についても、同じことではないのか。つまり、私たち自身が、倫理を考えるべきではないのか。

これを、政治家とか、評論家とか、あるいは同じ科学技術をやっていても、畑違いの人たちに口出しをさせるというのは、いかがなものか。

そういった人たちは、現場を知らない。遠いところから眺めていて、自分たちの出番だという段になって初めて近づいてきて、偉そうなことを言ってくる。

そうやって、専門外でありながら権力を握っている人たちに許認可権を持たせてしまうと、専門家としての、私たちの自由が狭められてしまう。そうならないようにするには、私たち専門家が話し合って、自分たちが守るべき倫理の決まりを考えて、それを世間に公表して、政治家やマスメディアなどに認めてもらう方がよいに違いない。

専門家の倫理の自治性

こんなふうに、専門家の身になって考えてみると、専門家が倫理を自治することが重要だと思えてくる。歴史を振り返ってみると、実際に、専門家としての自治性が高い職種ほど、倫理についての自治性も高かった。

その最初期の例が、医師という職種であり、彼らの倫理の自治性をよく示しているのが、先にも触れた「ヒポクラテスの誓い」である。もう一度繰り返すと、「頼まれても死に導くような薬を与えない」、「婦人を流産に導く道具を与えない」、「結石を切りだすことは神かけてしない」と、きわめて具体的な文言が並んでいる。

おそらく、こういう文言を並べる必要があったのだろう。楽に死ねる薬を出してほしいと言われて、それに応じる者。望まない妊娠をした女性に、堕胎術を施す者。いずれも医師の世評を貶める不届き者である。最後の結石については、どうしてそれを切り出す手術をしてやらないのか、疑問に思えるかもしれないが、消毒も止血も麻酔も発達していないこの時代に、尿道（まさか腎臓や胆嚢ではないだろう）の結石を取り出すための手術をすることが、どれほど無謀であったことかを、想像してみればよい。そのような不届き者を、私たちは受け入れない。私たちはそのようなことを行わない者だけからなる集団である。万が一にも、そのようなことを考える不届き者がいたら、私たちで責任をもって処断する――。

まさしく、**倫理についての自治性**を確保していることが、専門家を専門家たらしめるものだった。

このような視点で歴史を振り返ると、「理系」の専門職の中で、医師が飛び抜けて早期に専門職としての地位を確立させたことに、あらためて気づく。

病気を治療する技術としての医術は、世界各地に古くから存在していたが、体系的な知識・技術の集成としての医学が誕生したのは、古代の地中海地方、インド、中国の三つの地域だった。とりわけ、西洋医学の源流である地中海地方では、ヒポクラテスの医学が当時の主だった都市に伝わり、12世紀には、サレルノ、ボローニャ、パリ、モンペリエなどで医学教育や医師免許の発行が行われるようになった。

スクリボニウス・ラルガスという、紀元1世紀のローマの医師は、ヒポクラテスこそ「我々の職業の創設者（conditor nostrae professionis）」だと述べている。ここで使われている**職業**《プロフェッション》という言葉は、「宣言する」という意味のラテン語「fateri」に由来する。つまり、単に技術や芸術を扱う「職人」や「技術者」を意味するのではなく、自分たちが守るべき職業上の責務を明確に宣言していることを指している。[★16]

医師と比べると、エンジニアが職業《プロフェッション》と呼びうるものとして定義されたのは、ごく最近のことである。医師や弁護士のように、教育水準と専門性の高いエンジニアとして「プロフェッショナル・エンジニア」を認定する制度が米国で導入されており、日本でもこれに倣った動きがある。[★17]

医師の技術の適用対象が、人間の病気であったのに対して、エンジニアの技術の適用対象は、住居、宗教施設、道路、橋のような建造物から、農業、工業、軍事、狩猟、祭祀などに用いる道具にいたるまで、きわめて多岐にわたる。これらの各々の領域で、道具を作る職人集団が作られ、商人と同様に、職能団体としてのギルドである**工業ギルド**を結成し、相互扶助や経済的利益の保護、宗教的・社会的活動などを行っていた例もある。

しかし、倫理に関しては、工業ギルドへの入会にあたって、「道徳的行為及び名誉に関して汚点を有せざること」が要件の一つとされたり、[★18]年長者から新人に、職人としての心得が伝えられたりするのみで、対外的に自分たちの倫理規範を公示するというようなことは、ほとんどなかった。

このように、医師は、「理系」の専門家で最も早くから専門職としての地位を確立したが、医学の学問体系が、自然科学に基づくものとなったのは、18世紀以降のことである。それまでの数百年間は、医師という職業は確固とした地位を築いていたが、肝心の医学の知識も技術も、人々の尊敬を集めるような盤石なものとは言えなかった。

一方のエンジニアの世界では、ルネサンス期になると、きわめて精巧な工学技術が発達する。天文現象を観察するための望遠鏡や、微細なものを観察できる顕微鏡などが象徴するように、工学技術は科学の発達に貢献し始める。

ヨーロッパの科学が16〜17世紀に生まれた頃、ガリレオ・ガリレイのように、キリスト教の説く自然や宇宙の姿とは相容れない主張を行い、異端審問に付された科学者や思想家が何人もおり、ジョルダーノ・ブルーノのように火刑に処された例もあった。それに比べれば、医学者でキリスト教会に迫害された例は少ない。マルコ・セヴェリノやセバスティヤン・バルトリなどは、異端審問にかけられた医師の例だが、彼らが迫害されたのは、新しい物理学や化学の原理を用いて人間の生理的現象を説明しようとしたためだった。

工学分野の高等教育が始まったのは、医学分野から600年も遅い、18世紀以降のことだった。この頃になると、キリスト教会の横やりを気にかける必要がなくなった。工学に関する知識と技術は、師匠から弟子に語り伝える技《わざ》の域を出て、書物の中に体系的に記述され、高等教育機関で教えられる科学《サイエンス》の様相を呈するようになった。

それまでに存在していた伝統的な大学が、教会と深いつながりを持ち、リベラル・アーツ教育を重視してきたのとは違って、工学分野の高等教育学校は、国や地域の政策や産業と結びつき、実務教育を重視した。とりわけ、1794年に、技術将校の育成を目的として、国防省が管轄する学校として設立されたパリのエコール・ポリテクニークは、大学とは一線を画す技術エリートを養成する高等教育機関の一つのモデルとなった。

19世紀には工科大学も作られた。日本では、1886年に帝国大学工科大学が設立され、1886年には最初の工学博士号が授与されたが、これは他の工業国と比べても、かなり早い例であった。

工学領域で、専門職としての倫理綱領が作られたのは、20世紀のことである。1912年にアメリカ電気学会（AIEE）が、1914年にアメリカ機械学会（ASME）が、それぞれ倫理綱領を公表した。★19 それらの内容は、専門的な広告の制限、小規模な企業やコンサルティング会社の過小入札からの保護、顧客や雇用主に対するエンジニアの義務といった問題に焦点を当てていた。

医療従事者にとってのティアガルテン通り4番地

こうして、医学と工学は、異なる発達史をたどりながら、ともに高度な科学技術を実践する学問として確立される。そうやってたどりついたのが、負の遺産と呼ばれる、20世紀半ばの出来事である。

それは、単一の出来事ではなく、いくつもの出来事の総体であり、幾千もの人たちが関与し、幾万もの人たちが犠牲となった。これらは、いくつもの痛ましい情景によって、人間の歴史に刻まれることになった。とりわけ医学分野で起こった出来事は、医師という専門職の信頼性を根本から揺るがせるものだった。

ここでは、その中の一人の人物だけを取り上げる[★20]。

その人物とは、発話、理解、判断といった精神活動が十分にできない人たちの状態を「症状複合体」として捉え、それまでのクレペリン流の疾病分類を転換させた功績のあった精神医学者、アルフレート・ホッヘである。

彼は重い知的障害を「精神的な死の状態（Zustände geistigen Todes）」と見なし、「①精神的に十分な能力があった人生、もしくは少なくとも平均的であった人生が続いた後で、精神的な死に至った場合」と、「②生得的な脳の病変、もしくは誕生後のごく初期に罹った脳の病変が原因で、精神的な死が生じた場合」とがあると論じた。

彼の名前が広く知られるようになったのは、法学者であったカール・ビンディングとともに、このうちの第二分類の人たちを「**生きる価値のない生命**（lebensunwerten Leben）」と断定し、その殺害を正当化したためである。

その理由について、ホッヘは、「自分を同じ自分として意識するようになる可能性の欠如、つまりは自己意識の欠如」にあると論じている。「精神的に死せる者はまた、内側から主観的に生きたいと要求〔請求〕（Anspruch）することもできないし、何らかの別な精神的な訴えを示すこともできない」とし、だからこそ、「精神的に死せる者を排除しても、それ以外の殺害と同一視さ

れることがない」と主張した。★21

ホッヘもビンディングも、自らの手を汚して知的障害者の殺戮を行ったわけではない。しかし、その主張は、彼らの本の出版の19年後に、アドルフ・ヒトラーの命令によって現実のものとなり、夥しい数の知的障害者などの殺戮に結びつくこととなる。

1939年10月、ヒトラーは自らの専属医師カール・ブラントと総統府長官フィリップ・ブーラーに、医師の権限を拡大して、「生きる価値のない生命」を殺害する権限を与える指示を出した。

その作戦（Aktion）は、正式な名称を与えられなかった。おおっぴらに行えば、国内外の反発も予想された。そのため、医師が率いる新しい官僚機構が設立された首相府のあったベルリンのティアガルテン通り4番地にちなんで、「T4作戦（Aktion T4）」と呼ばれた。

すべての精神科施設、病院、慢性疾患患者のための施設に対して、殺害の対象となる患者がどのくらいいるかの調査が命じられた。首相府では、医学の専門家が施設から送られてきた書類に目を通して、患者の生死を決定した。★22

ハルトハイム、ゾンネンシュタイン、グラーフェネック、ベルンブルグ、ハダマル、ブランデンブルグの6箇所に、この作戦のための施設が作られ、殺害のために、シャワー室のように見えるガス室が設置された。ブランデンブルグで行われた最初の殺害を証言した人の記録によれば、看護師たちが対象者をそこへ連れていき、医師が一酸化炭素ガスを放出させた。1分ほどで中の人たちが倒れ、5分後に室内が換気され、死体が運び出され、焼却炉で燃やされた。[23]

家族には、患者がこれらの施設に移送された事実が知らされたが、それが殺害のためだとは告げられず、面会も許されなかった。しばらくすると、家族のもとに弔意を表する手紙と、死亡診断書が届いた。そこには、あらゆる医療的な手立てを尽くしたが、患者が病気で急死したと書かれていた。[24]

ミュンスター司教のクレメンス・アウグスト・グラーフ・フォン・ガーレンがT４作戦を公然と批判したことなどもあり、１９４１年8月24日、T４作戦は停止したかのように見えた。しかし、この作戦は地下に潜り込み、密かに続けられていた。つまり、中央からの指示によってではなく、現場にいた医師や看護師たちが、自発的に知的障害者などの殺害を継続したのだった。[25]

T４作戦が公式に行われた2年間の犠牲者数は7万人以上とされるが、１９４５年にナチス政権が崩壊するまでの犠牲者数の総計は、20万人以上に達するとも言われている。

エンジニアにとっての遺体安置室

工学分野については、技術者たちが設計した、アウシュビッツ・ビルケナウ強制収容所の巨大焼却炉の事例だけを取り上げる。

技術図面やその他の文書では、この焼却炉は、「遺体安置室《ライヒエンケラー》」あるいは「部屋《ラウメ》」と呼ばれていた。１９４１年に、ナチス親衛隊ＳＳの主任建築家ハンス・カムラーは、焼却炉を含めたこの巨大収容所の建設計画を、政府に提出した。[26]それは、彼らが言う「**ユダヤ人問題の最終的解決**」

（Endlösung der Judenfrage）すなわち、ヨーロッパのユダヤ人を絶滅させるという狂気じみた政策を、工学の専門的な知識と技術によって実現させようとするかのようなものだった。

人間を一度に大量に殺害し、その死体を速やかに処分する。これが技術的課題として設定された。その効率を最大限に高めると同時に、作業にあたる人間の安全を確保し、なおかつ、殺害対象となる人たちに事前に察知されないようにする必要もあった。そうでなければ、騒擾《そうじょう》が生じて、対応困難な事態になりかねない。

こうしたいくつもの目標を同時に達成するための装置を設計したのは、アウシュヴィッツ中央建設局長カール・ビショフ、トップフ・ウント・ゼーネ社の技術者クルト・プルーファー、ベルリンのＳＳ本部に勤務していた建築家ゲオルグ・ヴェークマンなどだった。

彼らにとっては、人体の焼却が最も手間取る工程だったらしく、驚くような規模の焼却炉が考案された。それは、50メートルを超える巨大な建屋いっぱいに広がる、５器の３重マッフル炉を持つ巨大な焼却炉だった。地下で殺害した死体を焼却炉まで持ち上げるエレベーターも設計した。[★27]こうして、１口あたり１４４０体という驚異的な焼却能力を持つ炉が開発された。[★28]

殺害そのものは、銃火器を使えば手っ取り早い。しかし、それでは前線で使う銃弾や火薬がもったいない、と考えられるようになる。

そこで、衣類などの脱脂に使われ、アウシュヴィッツで大量に入手できたシアン化合物の殺虫剤チクロンＢが殺害手段として使えそうだということになり、それを確かめるために、ソ連兵捕虜を使って実験が行われた。その結果、チクロンＢには十分な殺傷能力があることが分かった。[★29]

次の技術的課題は、このガスを多数の人間に吸入させることだった。当初の設計では、地下に大きな遺体安置室が置かれていて、これを殺害のためのガス室に転用したのだが、問題になったのは、換気が十分でない点だった。そこで、技術者たちは、開口部に開閉式の木製の気密シャッターを設置し、殺害後にそこを開けて排気できるようにした。シャッターの開閉や、死体の運搬などは、多少の危険と、計り知れないほどの心理的ストレスを伴っただろうが、これらはユダヤ人の作業者（ゾンダー・コマンド）に行わせた。

アウシュヴィッツ・ビルケナウ収容所は、最終的に、1か月あたり13万2千体もの死体の焼却能力を持つにいたったのだが、殺害される人の数は、ときにこの数値を上回ることもあった。[★30]

この場所が、「収容所」というよりは、まさしく絶滅のための施設として運営されていた、1942年3月から1944年11月までの32か月間に、月平均3万2千人から3万4千人、合計で100万人から110万人もの人たちが殺された。この途方もない数字を実現させたのは、エンジニアたちの仕事だった。

1993年に、ジャーナリストのジェラルド・フレミングは、「ガス室で殺された人間の迅速かつ効率的な火葬という政府の要求のために、自分たちが改良した装置の性能向上に取り組んでいた、真面目で良心的な4人の証言」が含まれる、ソビエト赤軍情報部の文書を発見し、「ニューヨーク・タイムズ」に寄稿した。

焼却炉の製造を行っていた、トップフ・ウント・ゼーネ社の上級技術者クルト・プルーファーは、1946年3月15日の尋問で、以下のように証言している。

──あなたは、火葬場での罪のない人間の大量清算について知っていたにもかかわらず、火葬場のための、より容量の大きい焼却炉の設計と創造に専念していましたね。しかも、自分の意志で。

「私はドイツ人技術者で、トップフ社の主要メンバーでした。航空機の製造技術者が戦時中に飛行機を作ること──これも人間の殺害に結びつくものです──と同じように、ドイツが戦争に勝つために、自分の専門知識をこのように活かすことは、自分の義務だと考えていました[★31]」

この抗弁は、欧米の人には、馴染みのあるものであろう。

ドイツから米国に亡命した、ユダヤ人の哲学者であるハンナ・アーレントは、「ニューヨーカー」誌のために、ある裁判を取材した。そこで裁かれたのは、ドイツが支配したヨーロッパ諸国の数十万人のユダヤ人の追放を計画し、さらにはハンガリー系ユダヤ人約44万人の絶滅収容所への移送を監督した、アドルフ・アイヒマンだった。彼は、戦争犯罪者として死刑を宣告される前に、こう抗弁した。

「自分の罪は服従のためであるが、服従は美徳として讃えられている。自分の罪はナツィの指導者に悪用されたのだ。しかし自分は支配層には属していなかった。自分は犠牲者なのだ[★32]」

アイヒマンの抗弁を目の当たりにしたアーレントは、彼の態度を「陳腐なもの」、「ありふれたもの」を意味するbanalityという言葉で形容した[★33]。しかし、プルーファーの態度は、それよりずっと積極的なものであり、エンジニアとしての自分の専門知識を活用したいという意欲を表している。

国家や会社から課題を与えられ、それを意義あるものと評価したならば、それを技術的課題として捉え、それを解決するために邁進して、設計図を描き、適切な材料を調達し、必要な予算の見積もりを立てて、実物を作りだしてみせることができる。ナチスドイツの医師たちが、ヒトラーのT4作戦に積極的な意義を見いだして、命令がなくても自発的に実行し続けたように、ここには明らかな積極性が見いだせる。

3 「理系」の倫理学をひらく

自律性原則の誕生

こうして、科学技術の専門家たちは、職業倫理についての自治性を、自らの手で損ねたのである。それを決定づけたのは、米英仏ソの4か国が合同でナチスの主要戦争犯罪人を裁いたニュルンベルク国際軍事裁判の終了後に、米国が単独で行った、「ニュルンベルク継続裁判」と呼ばれる裁判だった。[★34] この裁判は、12件の法廷に分かれて進行し、（1）アカデミカー（大学卒業のエリート、特に医師・法律家）、（2）親衛隊・警察、（3）企業家・銀行家、（4）軍幹部・将校、（5）大

臣・政府高官という、エリートの職業集団の戦争責任を審議した。[★35]

科学技術全般の中で、医学の関係者だけが、特別に設定された「医師裁判」（第1号事件）の中で裁かれた。フリック裁判（第5号事件）とクルップ裁判（第10号事件）の2件も、科学技術に関わる人たちを被告としたものと考えられるが、そこでの被告は、重工業の企業幹部たちだった。

「医師裁判」は、戦後世界の医療倫理のあり方を根本的に変革する契機になった。裁判での訴因は、人道に対する戦争犯罪を行うための共同謀議、戦争犯罪、人道に対する罪、犯罪組織への参加という四つに設定され、このうち、戦争犯罪と人道に対する罪の具体的内容として、「医学的犯罪」と見なされた案件が、15件にのぼる。このうち12件が「実験」に関するものである。つまり、目的はさまざまであるが、強制収容所の収容者に対して行われ、結果として被験者を死なせたり、深刻な障害をもたらしたりしたものである。概略は以下の通りである。[★36]

（1）高い高度での飛行が人体にもたらす効果を調べるための実験、（2）極度の寒冷状況に置かれた人の治療法の開発のための実験、（3）マラリアに対する免疫および治療法を開発するための実験、（4）マスタードガスによる負傷の治療法を開発するための実験、（5）感染を伴う外傷に対するスルファニルアミド系薬剤の有効性確認のための実験、（6）骨、筋肉、神経の再生、および骨移植実験、（7）海水を飲めるようにする方法の実験、（8）流行性黄疸の原因と予防接種についての実験、（9）チフス、天然痘、コレラなどの病気に対するワクチンの効果を調べるための実験、（10）食物や弾丸に装填した毒性物質の効果を調べる実験、（11）焼夷弾によるリン熱傷の薬物治療の開発のための実験、（12）労働力として捕虜を生かしておきながら、敵の人口を減少させるために迅速かつ大規模な不妊手術の方法を開発するための実験。

残りの3件は、「実験」とは呼べない案件である。すなわち、ストラスブール帝国大学の解剖学的研究プロジェクトのための骨格コレクションを完成させるために、アウシュヴィッツの１１２名のユダヤ人が殺された事件、治療困難なポーランド人の結核患者が、同国にいるドイツ人の健康を守るという口実で投獄され殺害された事件、そしてＴ４作戦である。

つまり、Ｔ４作戦は、全体として「安楽死事件」という一件の案件として挙げられている。犠牲者の規模を死者数で考えれば、これら15件の中で、Ｔ４作戦によるものが飛び抜けている。他のものは、実験であるがゆえに、被験者の数は数人から数百人、一部に千人程度のものがあるが、全体としても死者数は数千人と推計されている。一方の、Ｔ４作戦による死者数は、前述の通り、7万人あるいは20万人以上と考えられている。

原告の米国政府は、このような大規模な死者をもたらしたＴ４作戦に関心が薄かったというよりは、あらためてその是非を争う必要もないと思っていたのかもしれない。これに対して、実験については、ドイツに限らず、米国を含む戦勝国でも、被験者の同意を得ずに行われることも珍しくなかった。

だからこそ、実験については、その犯罪性の立証に心を配る必要があり、わざわざ米国から医学関係者を証人として招いている。召喚されたのは、イリノイ大学副学長のアンドリュー・アイヴィーらである。

アイヴィーは、ヒトラーが権力を握る2年前、当時のワイマール共和国の内務省が、１９３１

年春に発出した指針（内務省31年2月28日回状）を提出した。[37]この「新療法と人体実験に関する指針」が注目されるのは、近代医学の中で、知られている限り最も早い時期に、**同意を得る**という手続きを、専門家の義務として宣言している点にある。新しい治療法や実験という科学技術の適用に際して、それを受ける当人から同意を得なければならないという規範が、政府による公的文書の形で記されたものだった。[38]

原告がこの「指針」を取り上げたのは、そこに犯罪性の根拠を見いだそうとしたからだった。つまり、新しい治療法を試みたり、人体実験を行ったりする際には、この「指針」にあるように、被験者の同意を得ることが必要なのだということを主張するための根拠資料として使おうとしたのだった。

結果として、23人の被告のうち、16人が有罪とされ、7人に死刑判決が下された。判決の中で、「ニュルンベルク綱領」と呼ばれる10項目の基本的な考え方が示された。

その第一項にこうある。

「人間の被験者の自発的な同意は、絶対的に不可欠である[39]」

この一文に、概略以下のような説明が続いている。

被験者は十分な判断能力を持ち、強制や威圧の要素のない自由な選択権を行使できる状況になければならない。その上で、実験の性質、期間、目的、方法、予想される不快・危険な結果、健康や人格への影響などが、被験者に知らされ、十分な知識と理解を形成することを要する。被験者の同意の質の保証は、実験に携わるすべての個人が責任を負うものであり、安易に他者に委ねることはできない。

このような考え方が、それまでの医師たちの職業倫理の中になかったことに驚かされるが、ここで重要なのは、**同意の質の保証の責任の所在を、専門家の団体や組織ではなく、各個人にあるとしている**点である。つまり、医学のように人間を対象として研究を行う科学技術の専門家は、一人の個人として、被験者に向き合って対話を行い、研究についての説明をしてよく理解させ、被験者となることの同意（しかも、質の高い同意）を得なければならないのである。

このような考え方は、やがて世界医師会の「ヘルシンキ宣言」に採り入れられ、さらには「患者の権利に関するリスボン宣言」へと発展する。後者では、研究の被験者ではなく、一般の診療を受ける患者が、自分の受ける治療についての情報を与えられ、選択し、自己決定する権利がうたわれた。

こうして、医学領域において、科学技術の世界では前例のない変革がなされることになる。科学技術の適用を受ける人から自発的な同意を得なければならないという、**自律性原則**が確立されたのである。

これを、医学以外の科学技術にも適用できるものとして表現すれば、次のようなものとなる。

自律性原則
技術の適用を受ける当人が、その技術のもたらす利益と不利益とを十分に理解した上で、適用の可否を自ら決定しているのでなければならない。

ただし、自律性原則は、医療以外の科学技術の領域にまで広く一般化されているとは言えない。例えば、原子力発電所の設置や稼働を考えてみればよい。発電所を運営する電力会社等は、自治体の長の同意を得るのが慣例になっているが、住民一人一人の同意を得る必要はないし、住民投票を行って多数の人が賛成していることを確認する必要もない。もちろん、住民は、自治体の長を選挙で選んだり落としたりすることで、間接的に意思表示を行えるかもしれないが、原子力発電所の問題が主要な争点にならない場合もある。

消費者の権利

原子力発電所は、電力という、きわめて公共性の高い商品を生み出す、やや特殊な例である。もっと一般的な工業製品については、**消費者の権利**という、限定された形式の自律性原則が実現している。これは、ニュルンベルク綱領に端を発する専門家の職業倫理の改革の延長上にあるのではなく、消費者の立場を守ろうという消費者運動によって確立された。

１８４４年に、英国で、今日の消費生活協同組合の原型となるロッチデール公正開拓者組合が結成され、[★40]１８９９年には米国で全国組織としての全米消費者連盟が結成された。[★41]とりわけ米国では、19世紀後半から20世紀前半にかけて、急速な人口の増加と、産業の大規模な発展が起こり、二度の世界大戦でヨーロッパや日本が荒廃する中で、世界最大の産業規模と、市場規模とを併せ持つ大国となっていく。

そうして、次々と販売される膨大な種類の新しい商品と、それが消費者の元へ届けられるまでの生産・流通の仕組みの複雑化、さらには販売のために行われる宣伝広告の大規模化などによって、消費者が自らの知識や嗜好性だけを頼りに商品選択を行うことが困難になっていく。

このような、企業活動の圧倒的な優勢の中で、1930年前後から、消費者の合理的な商品選択を助けるために、商品の格付けやテストを行う団体が結成されるようになる。さらには、米国を中心に、**消費者の権利**（consumer rights）という概念が作られていく。

1962年に、ジョン・F・ケネディが、消費者の権利についての声明を発表し、その中で、消費者の権利には、安全の権利、選択の権利、知る権利、聞かれる権利という四つの基本的な内容が含まれると述べた[42]。このうち、聞かれる権利は、市場で行われている不正行為や商品についての苦情を、製造や販売を行っている企業が聞き届けるための人員を配置することを義務づける規制へとつながっていく[43]。消費者の権利の内容は次第に拡大され、消費者教育を受ける権利、救済の権利、健全で持続可能な環境の権利、基本的ニーズの権利、アクセスの権利などが含まれるようになった[44]。

それでも、医療のように、科学技術の専門家である医師と、その技術の適用を受ける被験者・患者とが、一対一の関係の中で対話を行って、その技術を使うことそのものについての合意を形成する仕組みとは、大きく異なっている。

第5章 「対話」の倫理学

科学技術が生み出すものは累積し、人工的環境が拡張してゆく。これによって、人工的環境をもたらした特別な能力が逆に絶えず強化される。つまり、すでに生み出されたものが、自らを保持しさらに発展するために、この能力をいつも新しく創意工夫して投入するように強いる。

（哲学者／ハンス・ヨナス）★1

1　話し合って決める

対話の難しさ

20世紀の後半に確立された自律性原則によって，科学技術をめぐる倫理は，医師やエンジニアの職業倫理として閉ざされていた状態から，科学技術の影響をこうむる立場にある人たちの前に転がり出た。端的に言えば，それは，**科学技術の専門家と，そうでない者の間に置かれたテーブルの上に並べられ，そこで話し合われ，合意されるべきもの**となったのである。

ただし，この話し合いには，いくつもの困難がある。科学技術の専門家と，そうでない者との間には，専門的知識に対する理解度に大きな差異がある。それでも，話し合いでの発言権や，意思決定における権限などの面では，対等な立場が保障されていなければならない。対等な立場が保障されている話し合いのことを，**対話**（dialogue）と呼ぶが，これが実現しているのは，現在でも非常に限られた場面でしかない。

医療倫理，技術倫理，環境倫理の問題が生じる場面で，対話と呼べる関係が恒常的に成り立っていると言えるのは，医療倫理における，医療従事者と患者の間くらいのものだろう。それでも実際には，医師が患者に説明をして，同意書にサインをしてもらうだけの，とても対話とは呼べない「話し合い」が行われていることも少なくない。

これに対して，工業製品の安全性を話し合うような場は，参加者や場の設定自体が，大変に複雑な問題をはらんでいる。例えばフォード社が自動車の安全装置にどこまでのコストをかけるべきかを話し合う場に、誰を招くべきだったのか。

これについて、最近では、「ステークホルダー」という言葉がしばしば使われる。これは、利害関係者のすべてを指すとされており、あるウェブサイトでは「株主はもちろん、顧客（消費者）、従業員、従業員の家族、取引先、地域住民、社会など、企業活動を行なう上で関わるすべての人や組織のこと」と説明されている。★2

しかし、そうであったとして、例えば地域住民が10万人もいる場合に、その全員を集めるわけにもいかず、かといって代表者をどうやって選べばよいのかも分からない。便宜的に、その地域の首長を呼べばよいのかもしれないが、その首長が選ばれる選挙において、この商品の問題が公約に掲げられて、住民がそれを考慮して投票しているとは限らない。

人間とそれ以外の生物との間の対話は、それを仮想的なものとして考える人たちはいるが、★3実際には成り立ち得ない。

討議倫理

このように、対話のあり方そのものが、倫理的な課題になる。これについて論じてきたのが、ともにドイツの哲学者である、カール＝オットー・アーペル、ユルゲン・ハーバーマスらが構想した**討議倫理**である。

ハーバーマスは、私たちが前章で考えた普遍化可能性原則を、次のように規定すべきだと主張した。

実践的討議への参加者としてのすべての当事者の同意をとりつけることができるような規範のみが妥当性を要求できる。

規範が妥当ならば、各人の利害関心のために、その規範を一般的に遵守することから生まれてくると思われる成果や副次的結果は、すべての人に強制なく受け容れられなければならない。[★4]

アーペルは、ハーバーマスの原則は、公共的な規範の正統化原理にすぎないと批判して、個人の行為の正しさを判定するための原則を提案した。それは、次のようなものである。

各人の利害関心の充足に関して、ある格律に一般的に従うことから生じるであろうと予期される帰結と副次的結果を、現実の討議において、すべての利害関係者が強制なく受け入れることができると、あなたが思考実験において想定できる格律にのみ従って行為せよ。[★5]

彼らの提案は、一定の解決策にはなるが、限界がある。対話の場をどう設定するかについて、ハーバーマスは**公的**なものを、アーペルは**私的**なものを想定しているが、どちらについても、具体的な場の設定を規定するには十分とは思われない。

公的なものとしては、例えば議会の場とか、日本で言う「パブリック・コメント」のようなものが想起され、私的なものとしては、病院や企業の中の会議室での話し合いなどが想起される。しかし、これらをどのように設定することが、倫理的な手続きとして望ましいのかについて、ハーバーマスの原則はほとんど何も示してくれない。

アーペルの考える私的な討議の場についても、そこに参加できるのは、討議を行う能力がある人に限定される。重度の知的障害などのために討議を行うことができない人や、人間以外の生物は、討議の場から排除されてしまう。

一応正しい、という原則

対話の場をどう設けるか、また、そこに参加できない存在をどうするかといった、根本的な問題は残るとしても、**対話によって決めること**そのものについては、異論を述べる人は少ないだろう。

対話そのものが行われるとして、そこで何を手がかりにして、倫理についての話し合いをするかが、次に問題となる。対話のテーブルに着いている人は、立場も違えば、信じる価値観も違う。そのような人たちが、各々に異なる利害や信念を持ちだしても、収拾がつかない。

そのために、一定の共通理解を持つ必要がある。前の章で考えた倫理原則は、まさしくそのようなものとして期待されてきた。普遍化可能性、無危害性、公平性、公正性、自律性といった倫理原則は、具体的な内容を持っていないがゆえに、多様な価値観をもつ人たちの間でも合意でき、それを共通理解としながら、対話ができるはずだという期待である。

ただし、倫理原則は、数学の公式とは違って、関連する情報を入力すれば、最適解が得られるようなものではない。その第一の理由は、これらの倫理原則は、いずれも「一応は正しい」というほどの効力を持つものでしかないからである。

この「**一応**は（prima facie）」という、何とも頼りない効力を論じたのは、英国の哲学者ウィリアム・デイビッド・ロスである。彼によれば、無条件で果たさなければならない「本来の義務（duty proper）」に対して、「一応の義務（prima facie duty）」すなわち、「条件によって義務となるもの（conditional duty）」というものがある。[★6] 例えば、「約束を守る」という義務は、他にもっと重要な、差し迫った義務があれば、果たさなくても責められない場合がある。娘の発表会を見にいくと約束した外科医が、その日に緊急手術を行わなければならなくなった、というように。

前の章で列挙した倫理原則は、おおよそこのようなものである。原則間に矛盾や衝突がない場合には、どの原則も守られなければならない。しかし、お互いに矛盾したり、衝突したりする場合には、どの原則を優先するかを考えなければならない。

そのような場合に、原則間の優先度の判定を、数学的なアルゴリズムのようなものによって行うことは、おそらく不可能だろう。

例えば、ある人が、きわめて危険な技術の適用を希望している状況では、無危害性原則と自律性原則とが衝突する。エホバの証人の信者が無輸血手術を希望する場合などが、その実例である。ここで、その人に及ぶリスクを数値化して、それがある値を超えれば無危害性原則を優先して手術を拒否する、というようなアルゴリズムを作ることができるだろうか。

その手術がどのようなもので、どんなリスクがどの程度の確率で生じるか、さらには、それを回避・軽減する方法があるかなど、リスクを数値化する上で、考慮すべき要因は非常に多い。また、本人が輸血拒否をどの程度強く望んでいるかとか、医学的なリスクに対する理解度なども、無視できない要因だろう。これらをすべて考慮したアルゴリズムを考えるのは、きわめて困難だろう。

科学技術という強者の服

対話のテーブルで倫理原則を並べたところで、それらが有効に働かない理由がもう一つある。それは、ここまで私たちが考えてきた、医療倫理、技術倫理、環境倫理など、人間の科学技術がもたらす倫理的課題に特有のものである。

つまり、科学技術を手にしている者と、そうではない者との間には、大きな力の差がある、ということである。

人間は、他の生物と同様に、弱い（脆く、有限な）存在であるのだが、科学技術を手にしたことで、その弱さに対抗してきた。ただし、科学技術の多くは、人間の弱さを克服するものではなく、寒いときに身に纏う服のように、弱さを補完しているものでしかない。科学技術がいかに強大なものとなっても、このことはほとんど変わっていない。

つまり、科学技術とは、それを身に着けている限りにおいて強くなれる、**強者の服**のようなものである。それを纏っていれば、私たちは、少なくとも自分の脆さを忘れることができる。猛獣を倒し、大木を切り払い、地中から資源を掘り出して、巨大な産業を営むことができる。しかし、ひとたび科学技術の服を脱げば、私たちは太古の時代の、まだ人類として歩み始めたばかりの頃と変わらない、弱い**裸の人間**に戻る。

だから、倫理原則を用いる際に、対話のテーブルに着いている者たちが、強者の服を纏った人間なのか、それともそれを着ていない裸の人間なのかを考える必要がある。

2 対話のテーブルの情景

そのように捉えてみると、医療倫理、技術倫理、環境倫理が話し合われるテーブルの情景は、相当に異なっている。テーブルが置かれる場や、そこに着く者の顔ぶれ、話し合われる議題には、それぞれに固有の特徴がある。

医療倫理の議題

医療倫理は、**治療やケアの技術という強者の服を纏うことで強い存在となった医療従事者が、病気に苦しむ弱い裸の人間を前にして、自らの振る舞いを考える倫理**ということになるだろう。臓器移植も体外受精も、そのような構図におさまる。医療従事者の手には、人工心肺や内視鏡、排卵誘発薬のような最新の技術や道具がある。それに対して、彼らが向き合っている患者は、病気に苦しんでいる人や、死にかけている人、妊娠ができずに苦しんでいる人などである。

今日の医療現場で生じている倫理的問題は非常に多様である。それらが話し合われるテーブルの情景を考えてみよう。

生命維持治療の中止、あるいは**安楽死や自殺幇助**《ほうじょ》の是非について。

死を前にした人たちが、治療をやめて、苦しまずに死なせてほしいと求めている。その人たちを前にしている医療従事者は、その人たちの病気を治して日常生活に復帰させられるような技術は、持ち合わせていない。患者の姿の中に立ち現れはじめているのは、**有限性**という、現在の医療技術では太刀打ちすることのできない、生命の弱さである。医療従事者が提供できるのは、苦痛を和らげるための緩和的な技術か、あるいは安楽に死なせる技術である。これらはもはや、強者の服とは呼べないかもしれないが、テーブル上の議題にあげて、その適否を話し合わなければならない。

望まない妊娠をした女性に、**人工妊娠中絶**を行うことの是非。とりわけ、**障害を持って生まれることが予想される胎児**の中絶を行うことの是非について。

ここでは、**複数の弱い存在**を想定して、対話に臨む必要がある。一方に妊娠をした女性がいて、他方に胚や胎児と呼ばれる存在がある。この二者のうち、いずれに対して自分たちの技術の恩恵をもたらすべきかを、医療従事者は考える必要がある。一方に利益を与えれば、他方に害がおよぶという構図になる。彼らの手には、妊娠の成立や、胚・胎児の状態などを確認できる技術があり、妊娠の継続と中止のいずれをも行える。

ただし、対話のテーブルに実際に着くことができるのは、妊娠した女性やそのパートナーなどだけである。誰かが胚や胎児の代弁者にならなければ、対話が公正なものにならない。

以上の二つは、対話のテーブルが、臨床という**私的な場**に置かれていた。もちろん、安楽死、自殺幇助、人工妊娠中絶などは、法律によって規制されるべきものであり、政府や国会などの**公的な場**での対話で社会全体の方針を決める必要がある。しかし、法制度の許す範囲内であっても、個々の事例での意思決定は難しく、臨床での対話が大きな意味を持っている。

この他に、感染症の患者や、周囲の人に暴力を振るう患者などを、自宅や病院に**隔離**することの是非であるとか、点滴のチューブを抜いてしまう患者の腕の肘をベッドに括りつける**身体拘束**の是非なども、臨床での対話が重要な意味を持っている。

これに対して、新しい医療技術を社会として容認すべきか否かが完全に決まっていないテーマでは、公的な場での対話の方が重要な意味を持つ。そのような例を二つ挙げておこう。

臓器移植や再生医療によって、人体の一部または全体を交換・再生することの是非。

これには、**治療としての安全性と有効性を確立すること**が、最も社会的合意の得られやすい基準になっている。臓器移植は、免疫抑制剤によって、有益性が危害性を超越するものとなったために、正当な治療法としての地位を獲得できた。再生医療については、胚性幹細胞（ES細胞）を使う場合は、不妊治療で使われずに余った胚を使う点が、中絶と同類の、生命の神聖さへの侵害と見なされ得る。体細胞からｉＰＳ細胞を作って行われる再生医療にはこうした問題がないが、多能性幹細胞を用いることに伴うリスクを、技術的に回避できるかが鍵になるだろう。第1章で触れたように、多能性幹細胞が暴走するリスクは、生物の進化の過程において、私たちの死と引き換えにしてでも回避された重大なものであるらしいのだから。

遺伝子の改変を行うことの是非について。

これについては、**治療とエンハンスメントを峻別すること**が、合意の得られやすい線引きになるだろう。治療とは、ハンチントン病のように、重い症状をもたらす遺伝子を持つ人が、その遺伝子を子に伝えたくないので、自分の生殖細胞の原因遺伝子の情報を、正常なものに書き換えたいと希望するような場合だろう。そのような書き換えができたとしても、本人の発症は止めることができないが、その遺伝子が子孫に伝わるのを防ぐことはできる。

これに対して、エンハンスメントとは、特段の健康上の問題を抱えていないが、身体や精神の特徴や機能などを、平均的なもの以上に向上させることを意味する。例えば、低身長に悩む成人が、自分の子どもの身長を、平均よりもずっと高くしてあげたいと願って、自らの生殖細胞の遺伝情報を書き換えたいと希望するような場合には、治療ではなく、エンハンスメントと見なすべきなのかもしれない。治療とエンハンスメントの線引きは容易ではないが、成長ホルモンの注射のような治療法と違って、後代に影響の残る、遺伝子の改変を伴う方法については、治療としての認定をより厳しく行う必要があるだろう。

技術倫理の議題

技術倫理についてはどうか。

フォード・ピントの事例や、JCOの臨界事故の事例のように、道具を作るエンジニアの領域では、**強者の服である道具の安全性**が最大の問題になる。道具を使うのは人間であるが、道具がその人間や、あるいは近くにいる人間や、他の生物を害したり、死なせたりしてしまう。

道具は、自然に備わったものよりも、はるかに強大な能力を、その道具を使う人に与える。自動車に乗っている人は、時速100キロメートルで走れるようになる。発電所のエンジニアは、数百万キロワットの電気を作りだす。強力な薬剤を手にしている人、耕運機に乗っている人、巨大なクレーンを操作している人、いずれも超人的な力を手にしている人たちである。

その一方で、生物が生まれつき持っている脆さに対して、より大きな能力を発揮する道具ほど、危険性も大きい。道具はまさしく諸刃の剣であり、恩恵性と危害性とを併せ持つ。道具に求められる安全性とは、その危害性を極小化することであるが、それをどこまで徹底して行うかは、単に技術的な問題ではなく、どれほどの**コスト**をかけるかという問題でもある。

コストは金銭的なものとは限らない。ピントの事故では、コストはまさしく金銭的なものであり、自動車の仕様変更に必要な費用だった。これに対して、JCOの事故におけるコストとは、エンジニアの**作業手順の煩雑さ**だった。現場のエンジニアたちは、その煩雑さを非公式に省力化して、コストを削減した結果として、事故を起こしたのだった。

技術倫理の対話のテーブルでは、科学技術を操るエンジニアが強者で、それを使う人が弱者だという構図は、必ずしも当てはまらない。エンジニアは、強者の服としての道具を設《しつら》える人である。自らがそれを纏うこともあるが、他の者に纏わせることもある。

すなわち、技術倫理は、**道具を持つことで強い存在を作りだすことができるエンジニアが、その道具によって害される可能性を持つ弱い立場に立つ存在を想定して、自らの振る舞いを考える倫理**ということになるだろう。医療倫理とは違って、弱い立場に立つ人を「前にする」ことが現実的に難しいことが多いために、「想定して」と言わざるを得ない。エンジニアが直接対面するのは、自分を雇う雇用主であり、財務担当者であり、ときには政治家である。また、道具を使うのは、通常は人間であるが、人間以外の生物に機器を装着するようなこともあり得る。

医療分野とは違って、科学技術を操る力を持ちながら、**エンジニアの倫理的自治**は未だ確立されていない。そのために、技術倫理は、たえず**政治的・経済的な圧力**の影響下にある。

技術倫理の教科書に載っている事例の多くは、この構図のものである。フォード・ピントの事例は、主に経済的な圧力についての事例だったが、政治的な圧力が明瞭に見えるのが、スペースシャトル・チャレンジャー号の事例である。

チャレンジャー号は、きわめて気温の低い気象条件の中で打ち上げられ、その73秒後に爆発し、

6人の宇宙飛行士と1人の高校教師が死亡した。[★7]

原因は、Oリングという部品が低温によって弾性を失い、高熱ガスが漏れて、貯蔵タンク内の燃料に引火したことだった。この部品を製造するメーカーのエンジニアたちは、Oリングが低温下で気密性を保てないリスクがあると予想していて、寒冷条件下での打ち上げを延期するよう勧告したが、打ち上げ延期を支持する十分なデータがないと考える経営陣に却下された。[★8]

背景には、当時のアメリカ航空宇宙局（NASA）が置かれていた政治的環境があった。NASAと米国政府は、従来のロケットとは違って、地球に帰還させて繰り返して使えるスペースシャトルの優越性を、国際社会に宣伝し続けていた。ところが、実際に運用してみると、打ち上げのコストが予想以上にかかり、しかも技術的なトラブルによって、たびたび打ち上げが延期されていた。

米国の連邦議会の議員の中には、NASAの計画の遅れと、シャトルの性能をあからさまに批判する人もいた。彼らが引き合いに出したのは、その当時欧州宇宙機関が開発していた安価なロケットだった。それを使う方が、スペースシャトルよりもはるかに低いコストで商業衛星や軍事衛星を打ち上げられるように思われ始めていた。

こうしたプレッシャーから、NASAは1986年に記録的な数のミッションを計画し、自分たちの計画が順調に進んでいることを議会に証明しようとした。とりわけ、その年の最初のミッションは重要だった。なぜなら、この年の初旬にハレー彗星が地球に接近するため、観測用の探査機を載せたシャトルを、ロシアの探査機よりも先に打ち上げなければならなかったからである。[★9]

スペースセンターとのテレビ会議で、エンジニアのロバート・ルンドは、打ち上げに反対する技術者たちの勧告を伝えた。しかし、同社は、技術者と経営者による再検討のために、ＮＡＳＡにテレビ会議の中断を要請した。技術陣はデータを示したが、それは温度と弾性の間に、明らかな相関関係があることを示してはいるが、何度以下になれば危険なのかという、具体的な温度は示されていなかった。

実は、この会社（モートン・チオコール社）にも、ＮＡＳＡと新たな部品製造の契約を取りつけたいという、固有の経済的な背景があった。

テレビ会議がオフになっている間の短時間の協議で、経営者のジェリー・メーソンがルンドに言った言葉は非常に有名なものとなる。

「エンジニアの帽子を脱いで、経営者の帽子をかぶりたまえ[★10]」

こうして、テレビ会議が再開される寸前に、最終的な決定が下ったのだった。

この協議を、技術倫理についての対話だったと見るならば、そのテーブルには、重要なステークホルダーであるはずの、スペースシャトルに乗り組む人たちは、招かれていなかった。

環境倫理の議題

環境倫理についてはどうか。

これこそは、強者の服の力をどんどん強くしていって、やっつけるべき相手をどんどん片づけて、ついに相手を滅ぼすところまでいって、ようやく自分たちの愚かさに気づいた、という構図のものであろう。

人間はもともと自然環境の中で、他の動物に容易に捕食されうる弱い生物であったが、槍や銃を作る技術を手にしたことで強い存在となった。**科学技術という強者の服を纏うことができるのは、人間の側だけ**である。動物も植物も、あるいはウイルスや微生物も、強者の服を纏うことはない。

つまり、環境倫理とは、**科学技術を手にすることで強い存在となった人間が、相対的に弱い存在となった他の生物や環境を想定して、自らの振る舞いを考える倫理**だろう。

技術倫理と同様に、ここでも弱い立場に立つ人を「前にする」ことが現実的に難しいために、「想定して」としか言えない。これに関連して、強調しておかなければならないのが、医療倫理および技術倫理が**科学技術の専門家の倫理**であるのに対して、環境倫理は、**専門家ではない市民の倫理**でもあるという点である。

人為的に飼育されている生物、とりわけ実験動物や、農業や畜産業に使われている動物をめぐる問題は、医療倫理や技術倫理の課題として扱うことができる。他の生物を食糧として利用するために、「品種改良」という人為的交配を行い、近年では遺伝子操作技術によって、直接的に遺伝子を改変して、植物や動物が生物として備えていた特徴を、人間の利便性に合致するものに変え、それを**工学的な生産品**として大量に作りだすシステムを作り上げた。そのあり方を考える責任は、医療、農業、食糧生産などの科学技術に関わる専門家にある。

しかし、科学技術によって肥大化した人類の活動によって、自然環境の中で生きている生物が被害を被っていることや、科学技術によって構築された、大量生産・大量消費のシステムの中で、生物が工学的な生産品として流通していることについて、一般市民が責任の一端を担わずに済むはずはない。一般市民（とりわけ、先進工業国の市民）は、気づきにくいかもしれないが、日常的に強者の服を身に纏い、他の生物に対して力を振るい続けながら生きているのである。

私たちが毎日食べている肉として供される動物たちが、どのような状況で飼育され、加工されているか。その動物たちを、文字通りに「前にする」とき、私たちが目にするのは、大阪・釜ヶ崎で長年にわたって野宿者支援活動を行ってきた生田武志が、畜産の現場を取材した実感として、「現代社会で他に匹敵するものを探すことが難しいような「地獄めぐり」」と形容する光景である。大量の家畜が狭い場所に押し込められ、食用可能な筋肉や乳の量を増やすために、去勢され、自然界ではあり得ない成分の入った餌を大量に与えられ、最後には屠殺される。

さて、環境倫理について話し合うテーブルには、動物も植物も招かれることはない。これまでに、動物を仮想的に原告とした裁判が話題になってきたが、彼らが対話のテーブルで発言することはできない。医療倫理で、人工妊娠中絶について話し合うテーブルに、胚や胎児の代弁者を立てなければ、公正な対話にならないと論じたように、環境倫理でも、人間以外の生物の代弁者を考える必要がある。

これについて、私たちが**他の生物をどの単位で生存・存続の主体と考え、保護すべき対象として認識しているか**、という基準で分類することを、筆者は考えてきた。[★11] それに従えば、環境倫理は、次のような構図のものとして整理できる。

個体を生存・存続の主体と考える。

人間と同じように、一体の個体（一匹の動物、一株の植物）に、生存する権利を認める。個体の生命が失われるような利用の仕方は原則として認められない。羊の利用で言えば、羊毛を刈り取って利用することはよいが、肉を食べることは生命を奪うので許されないことになる。

個体群を生存・存続の主体と考える。

一体一体の個体をすべて生かさなければならないのではなく、一定の地域に住むひとまとまりの個体群（コロニー）を存続させればよい。コロニーの存続を損ねずに、一部の個体を利用することは許されるが、コロニーが存続できないほどの過剰な利用は禁じられる。ある地域に暮らす羊の集団で、1年間に生まれる500頭の子羊のうち、150頭までの子どもを食用などに利用しても、その集団の個体数が維持できるならば、その数を上限として認める。

種を生存・存続の主体と考える。

地球上でその種が存続できていればよい。ある地域の個体群を食べ尽くしても、同じ種の個体群が別の地域で暮らしていて、種の存続に危機が及ばないのであればよい、と考える。その種の存続に最低限必要な個体数やその生存環境を保護すればよいことになるので、種が絶滅しないのであれば、ある地域の個体群をすべて利用してもよい。日本では絶滅したトキが、中国に生存していたことで、種全体の絶滅をまぬがれているのが一例である。

ローカルな生態系を生存・存続の主体と考える。

動物を種や個体別に見るのではなく、さまざまな生物種が共存している生態系が保護すべき対象だと考える。この考え方だと、人間にとって有用かどうかという恣意的な価値観とは無関係に、その生態系を構成する生物集団が、その生態系の構成員として同等に保護される。問題は、その生態系をどの範囲で区切るかである。地球全体を巨大な一つの生態系と考えることもできるが、これを存続させない考え方はあり得ない。そのため、重要なのは、一定の完結性、独立性が認められるローカルな生態系を保護することの方だろう。

しかし、このような分類法には、大きな問題がある。それは、**個体群以上の単位を生存・存続の主体と考えた場合には、個体への配慮がいっさい行われなくなりかねない**という点である。個体群、種、生態系の維持に影響がない程度の個体数の利用はしてよいのだからと、個体の扱い方が雑になる。飼育方法や屠殺方法が、動物に大きな苦痛を与えるものであっても構わない、などと考える人が増える事態を招きかねない。

こうした事態を防ぐために、近年では**動物福祉**（animal welfare）という視点での動物管理が望ましいとされるようになっている。

3 対話のテーブルに着くことができない、きわめて弱い存在

ヘルスケア・サービスにアクセスできない人たち

ここまで、科学技術の倫理的課題が話し合われる対話のテーブルの情景を考えてきた。こうして見てくると、医療倫理、技術倫理、環境倫理のいずれにおいても、**対話のテーブルに着くことができない存在**に対する倫理的配慮をどうするかが、最も難しい課題であることが見えてきた。そのような存在は、自分たちの利益を主張する機会が与えられず、存在していることさえ忘れられてしまう可能性がある、きわめて弱い存在と言えるだろう。本章の最後に、こうした存在について考える。

科学技術が、それを身に着けている限りにおいて強くなれる、**強者の服**だとして、人間の社会には、その恩恵を大いに受けている人たちもいる一方で、まったく受けられていない人たちもいる。倫理的に望ましい科学技術のあり方の一つは、科学技術によってもたらされる利益と不利益が、公平に配分されている状態であろう。

私たちが公平性原則として考えた倫理原則が、少なくとも人間においては完全に成立している状態を想像することができるだろうか。そのためには、まずは**科学技術の恩恵が最も行き届いていない人たち**を同定する必要がある。

とりわけ、生存そのものに直結するような、医療、福祉、ソーシャルワークのような、ヘルス

ケアに関わる技術は、飲み水や食糧などの衣食住に関わる最低限の充足と同様に、公平に提供される必要がある。逆に言えば、ヘルスケアにアクセスできない人たちこそ、社会的に最も弱い存在である可能性が高い。

日本は、国際的に見て、こうした側面で比較的恵まれた状況にあった。しかし、近年の急速な高齢化の進行などにより、医療費が増加して、国の財政を圧迫している。それでも、先進工業国の中で相対化して捉えれば、基本的なヘルスケア・サービスを無料で提供し続けている欧州の国々と、低所得層と高齢者のみに公的保険を提供している米国との中間にあるという位置づけは変わっていない。

こうした問題の先行きを考えるためには、公的支援が少ない方の極である米国を見るのがよいだろう。米国には、世界で最も進んだ科学技術の知が集中している。英語という言語が事実上の世界共通語となっていることや、国際的な競争力を持つ大学や企業が数多くあって、世界中の優秀な人材を集め続けていることなど、科学技術の世界での米国の優位性は、圧倒的である。

その一方で、米国には欧州や日本と比べれば、公的社会サービスを受けていない人たちが驚くほど多くいる。

米国メディケア・メディケイド・サービス・センター（Centers for Medicare & Medicaid Services）は、ヘルスケア・サービスを十分に利用できていない人たちを、「**脆弱な集団**（vulnerable populations）」および「**十分なサービスを受けられていない集団**（underserved populations）」と名づけ、以下のように定義している。★12

「脆弱な集団」とは、以下の特徴を一つ以上持つ消費者である。
- 複数の健康問題や既往症のリスクが高い。
- 資金や教育、住居などの面で選択肢が限られている。
- 政府のプログラムを利用したり、家族に関する個人情報を開示することに恐怖や不信感を抱いている。
- 言語サービスの支援なしに、理解したりインフォームドコンセントを与えたりする能力が制限されている（例えば、英語習熟度の低い消費者、または認知障害のある消費者など）。
- 移動に不自由がある。
- 移動手段へのアクセスに不自由がある。
- 効果的なコミュニケーション能力が低い。
- あらゆる種類の差別に直面している。

「十分なサービスを受けられていない集団」とは、以下の特徴を一つ以上持つ消費者である。
- 医療サービスを受ける回数が少ない。
- プライマリー・ヘルスケア・サービスを受ける上で、経済、文化、言語などの面で障壁がある。
- 医療提供体制に精通していない。
- 手軽に利用できる医療従事者の不足に直面している。

このように規定した上で、人種やジェンダー、家庭環境、社会的境遇などの視点から、以下の人たちは、「十分なサービスを受けられていない集団」に該当する場合が多いとしている。

- 黒人・アフリカ系アメリカ人
- ラテンアメリカ系の人々
- アメリカン・インディアンおよびアラスカ先住民
- アジア系アメリカ人および太平洋諸島の人々
- その他の有色人種の人々
- 宗教的マイノリティの人々
- LGBTQ+の人々
- 障害のある人々
- 農村部に暮らす人々
- 持続的な貧困および不平等による影響を受けている人々

このリストを眺めていると、アメリカ合衆国という国の実相が浮かび上がってくる一方で、足下の日本ではどうなのだろうかと考えざるを得ない。「脆弱な集団」も「十分なサービスを受けられていない集団」も、日本に間違いなく存在している。

しかし、日本では、そのような観点から論じられることは稀で、現象面ばかりが注目されてきた。すなわち、「社会的孤立」、「社会的養護」、「生活困窮者」、「独居老人」、「一人親世帯」というように、脆弱な集団が、個別具体的な現象として認知されてきた。

こうした社会認知の下では、「一人で暮らしていること」、「経済的に自立できていないこと」、「一人親世帯であること」といった、条件そのものが悪であるかのような認識が広がり、こうした条件を持つ人たちが、偏見・差別の対象となりやすい。しかし、これらの条件そのものが、必ずしも負の価値を持っているわけではない。日本社会に必要なのは、米国の「脆弱な集団」、「十分なサービスを受けられていない集団」のように、倫理原則（公平性原則）に照らして、倫理的な配慮を講じることが必要であることが明確となるような言葉によって、特別に弱い人たちを規定することだろう。

奴隷化されている人たち

第1章で、人間の弱さについて、身体と心の弱さという、一個の生物個体が持つ弱さとともに、**他者に対する弱さ**（**対他的弱さ**）があることに触れた。その一つに、他者の目的のために**手段化されること**というものがあった。

他人を自分の目的のために手段化すること自体は、程度の違いはあっても、誰もが何らかの形で行っている。例えば、小売業の店主は、商品を売って利益を得るために、販売員を雇う。しかし、販売員の方も、収入を得るという、自分の目的を持っており、その目的のために、店主を手段化していると言えなくもない。同じような関係性は、人間社会のあらゆるところに行き渡っている。それぞれの二者関係の中での立場の強弱の違いはあっても、人間は多かれ少なかれ、お互いを手段化しながら生きているのである。

そうした関係性の中で、特別に弱い人たちと言えるのは、他人によって完全に手段化されている状況に置かれている人たち、つまり**奴隷化されている人たち**である。

２０２２年の国際労働機関（ＩＬＯ）の報告によれば、２０２１年の時点で、世界全体で４９６０万人が奴隷状態にある。[★13] ＩＬＯの定義する奴隷状態とは、**強制労働**または**強制結婚**のことであり、前者が２７６０万人、後者が２２００万人という内訳になっている。

強制労働の中で、家庭内や、建設現場、農場などでの私的な労働に就かされている人が１７３３万人、性的な労働に就かされている人が６３３万人、国家権力による労働に就かされている人が３９２万人とされている。奴隷状態にある人の４人に１人が子どもである。少女を含む女性は、強制的な商業的性的搾取の犠牲者の78％を占めている。[★14]

絶滅寸前の生物たち

人間以外の生物はどうであろうか。

前に触れたように、過去50年間の人間の活動により、動物と植物の種群の約25％、約１００万種が絶滅の危機に瀕している。[★15]

もう少し詳しく内訳を見ると、絶滅の恐れのある種の割合が特に高いのは、動物では両生類（41％）、海洋哺乳動物（39％）、造礁サンゴ（33％）など、植物ではソテツ類（63％）、裸子植物（41％）などである。[★16]

前に示したように、他の生物に対して、個体、個体群、種、生態系の、どの単位で生存・存続の権利を認めて保護すべきと考えるか、という観点で言うならば、絶滅とは、**種**という単位での生存・存続の権利の剝奪である。技術的な観点から言えば、種単位で失われた生物を復活することはきわめて難しい。映画「ジュラシック・パーク」のように、絶滅した生物の遺伝子（またはその一部分）を、現存する近種の生物の遺伝子に組み込んで復活させようとする、**脱絶滅**（de-extinction）と呼ばれる試みが始まり、期待と懸念が入り混じった声が聞こえている。[17]

しかし、これまでの知見では、いったん絶滅してしまった種の遺伝子は、欠損のない形で復元することは、相当に難しいらしい。[18]脱絶滅のような技術開発に取り組むことよりも、人間の活動を変更することで絶滅を止めることの方が、倫理的に望ましいことは確かだろう。

２０１５年の国連で採択された「持続可能な開発のための２０３０アジェンダ」に記載された17項目の目標からは、こうした矛盾が読み取れる。

目標１　あらゆる場所のあらゆる形態の貧困を終わらせる
目標２　飢餓を終わらせ、食糧安全保障および栄養改善を実現し、持続可能な農業を促進する
目標３　あらゆる年齢のすべての人々の健康的な生活を確保し、福祉を促進する
目標４　すべての人に包摂的かつ公正な質の高い教育を確保し生涯学習の機会を促進する
目標５　ジェンダー平等を達成し、すべての女性および女児の能力強化を行う
目標６　すべての人々の水と衛生の利用可能性と持続可能な管理を確保する

目標7　すべての人々の、安価かつ信頼できる持続可能な近代的エネルギーへのアクセスを確保する
目標8　包摂的かつ持続可能な経済成長及びすべての人々の完全かつ生産的雇用と働きがいのある人間らしい雇用（ディーセント・ワーク）を促進する
目標9　強靭（レジリエント）なインフラ構築、包摂的かつ持続可能な産業化の促進及びイノベーションの推進を図る
目標10　各国内および各国間の不平等を是正する
目標11　包摂的で安全かつ強靭（レジリエント）で持続可能な都市および人間居住を実現する
目標12　持続可能な生産消費形態を確保する
目標13　気候変動及びその影響を軽減するための緊急対策を講じる
目標14　持続可能な開発のために海洋・海洋資源を保全し、持続可能な形で利用する
目標15　陸域生態系の保護、回復、持続可能な利用の推進、持続可能な森林の経営、砂漠化への対処、並びに土地の劣化の阻止・回復及び生物多様性の損失を阻止する
目標16　持続可能な開発のための平和で包摂的な社会を促進し、すべての人々に司法へのアクセスを提供し、あらゆるレベルにおいて効果的で説明責任のある包摂的な制度を構築する
目標17　持続可能な開発のための実施手段を強化し、グローバル・パートナーシップを活性化する★19

17項目の目標のうち、人間の弱者への配慮と言えるのが10項目（目標1、2、3、4、5、6、8、10、11、16）であり、他の生物への配慮と言えるのが2項目（目標14、15）である。

これらの目標には、それぞれに詳細な説明が付されているが、それらを読んでも、人間に比べると、他の生物への配慮の方が大雑把で、具体性を欠く内容になっていると言わざるを得ない。

その一方で、科学技術によって達成したり、現状を改善できそうな項目もある。少なくとも11項目（目標2、3、6、7、9、11、12、13、14、15、17）については、これを科学技術の開発目標と考えることができるだろう。

新しい科学技術のユートピアは可能か

ここまで考えてきたように、特別に弱い立場にある人間や、他の生物までをすべて考慮に入れた上で、**科学技術によってもたらされる利益と不利益が、可能な限り公平に配分されている状態**を、一つの新しい技術的なユートピアと仮定してみよう。

その実現は、科学技術によって可能なのか、それとも、ドイツの哲学者ハンス・ヨナスが指摘するように、そもそも科学技術によってユートピアを作りだそうという構想自体が間違っているのか。[★20] ヨナスがそう指摘したのは、１９７０年代の終わり頃である。その当時とは違って、今日では科学技術にもっと明るい未来を展望することができるだろうか。あるいは、科学技術の専門家たちが、自分たちの技術を倫理的に望ましい目的に向けて開発するように動機づけることができるだろうか。

医療倫理、技術倫理、および環境倫理のいずれにおいても、**科学技術の開発が、弱者の利益となるように行われる**ことが望ましい。そのための手がかりになるように思えるのは、医療倫理、技術倫理、環境倫理を比較した際に、**倫理的配慮の対象を目の前にする度合い**が大きく異なっているという点である。

3つをあらためて並べてみる。

医療倫理
治療やケアの技術という強者の服を纏うことで強い存在となった医療従事者が、病気に苦しむ人という裸の人間（弱い存在）を前にして、自らの振る舞いを考える倫理

技術倫理
道具を持つことで強い存在を作りだすことができるエンジニアが、その道具によって害される可能性を持つ弱い立場に立つ存在を想定して、自らの振る舞いを考える倫理

環境倫理
科学技術を手にすることで強い存在となった人間が、相対的に弱い存在となった他の生物や環境を想定して、自らの振る舞いを考える倫理

医療倫理では、倫理的配慮の対象である患者が、文字通りに、**目の前にいる**。臨床という場の存在が、他のものから医療倫理を際立たせている特徴である。

技術倫理では、エンジニアは、道具を使う人や、それによって危害を被る可能性のある人などを、通常は**目の前にしてはいない**。安全性や使い勝手、快適さなどを確認するために、少数の人や他の生物を対象とした試験を行うことがある、という程度のものである。

環境倫理では、**目の前にする度合いによって、問題が分類できる**と言ってもよさそうな状況がある。ペットあるいはコンパニオン・アニマルや、庭木などとして育てられる植物などは、一般市民が日常的に目の前にする生物の例である。先に、他の生物を、個体、個体群、種、生態系のどの単位で保護すべき対象と見なすかを考えたが、ここでは個体を生存・存続の主体と考え、人間並みの倫理的配慮を行う。

食用、実験用など、人間の目的に適するように、人為的に繁殖させられている動物は、それを専門的に扱う人だけが、目の前にしている。ウシやブタのような家畜、マウスやチンパンジーのような実験動物が殺されていく様子を、一般市民が目にすることはまずない。

彼らを目の前にして仕事をしている人の中には、個体に愛着を感じて、感情が動かされる人もいることだろう。そこで、せめて生きている間にはできる限り快適な環境を与え、死なせる際には、極力苦痛を感じずに済む方法を採用しているのである。

こうして考えてみると、「弱さの倫理学」にとって、**対象を目の前にすること**が、重要な鍵になるらしい。

第6章

弱さを抱きしめて

最初は害をなすものをやっつけようとしましたが、そうするうちに、己の探求の対象である真理は自分自身の外にではなく、内にあることを学んだのです。それ故に彼は暴力に訴えれば訴えるほど、ますます真理から遠ざかってゆくのです。なぜなら、外なる仮想の敵と戦っているときは、内なる敵を忘却していたからです。

（弁護士・政治指導者／ガンディー）★1

1　古典的な倫理理論の課題

対象を目の前にすること

私たちは、倫理というものを、弱い存在を前にした人間が、自らの振る舞いについて考えるものと捉えようとして、歩み始めたのだった。しかし、前の章で考えたように、そもそも、**弱い存在を前にするという、そのあり方**自体が問題になる。これをどう考えていけばよいのだろうか。

あらためて、第4章で考えた倫理原則を思い返してみる。

普遍化可能性、無危害性、公平性、公正性、自律性。

これらの原則は、いずれも、倫理的配慮の対象を、目の前にして考えよと命じるものではない。強いて言えば、公正性原則「ある技術の適用についての規則は、公正な基準および方法を用いて、決めなければならない」に含まれる、「公正な基準および方法」として、「倫理的配慮の対象を目の前にする」というあり方が位置づけられるのかもしれない。

しかし、対象を目の前にすることは、技術の適用の規則の決め方の方法論でしかないのだろうか。そこには、人間の倫理にとって、もっと本質的な意味があるように思えてならない。これについて考えるために、倫理原則の根底にある、倫理のより基礎的な理論に立ち返って考えてみたい。

倫理学の基礎理論

本書で考えている、医療、科学技術、環境についての倫理を、**応用倫理学**（applied ethics）と見なす捉え方がある。これは、倫理学の基礎的な理論を、そういった領域で生じている問題に**応用**して考え、解決を試みるという捉え方である。言い換えれば、倫理理論を、数学の公式のようなものと捉え、それを個別具体的な事例に適用するという、**演繹的方法論**である。

数学や自然科学の領域で、この演繹的方法論に当てはまる例として、DNAについての知識が挙げられる。DNAという分子は、遺伝情報を保持していて、これに基づいて、数十種類のアミノ酸の中から特定のものが選ばれてつなぎ合わされ、きわめて多様なタンパク質が作られる。この知識を公式のように用いることで、さまざまな疾患のメカニズムが説明できる。DNAの遺伝情報のわずかな誤りが正常なタンパク質の合成を妨げ、糖尿病やがん、自己免疫疾患など、深刻な病状をもたらすのだというように。

しかし、演繹的方法論だけですべてが解決できるわけではないこともまた、明らかになっている。プリオン病が好例である。プリオンというタンパク質が変化して、それが他のプリオンを次々と異常なものに変化させ、さらには別の個体へと感染して、病気を引き起こしていく。プリオン病の発見は、「中心教義《セントラル・ドグマ》」とさえ呼ばれてきた、DNAについての知識が、常に成り立つものではないことを示した。タンパク質は、DNAの遺伝情報を元に作られる最終産物であって、これが自ら増殖していくということは、従来の説では考えられないことだった。

このように、基本的な知識が、個別具体的な事例によって訂正されることがある。これは、個別具体的な事例から、一般法則を修正したり、新たに見いだしたりする**帰納的方法論**の例である。

人間の知識は、演繹的方法論と帰納的方法論とを併用することで発達してきた。同じことは、倫理理論についても言えるのではなかろうか。しばしば指摘されてきたように、哲学者たちが理論構築の際に想定していた知識が古いものとなり、彼らが行っていた思考実験が、しばしば自然科学的な知識によって誤りであったり、第4章で論じた論点先取の誤りを犯していることが明らかとなったりする。そのようなことが生じ得ることを、むしろ自明のものと考えるべきだろう。

今日の倫理的課題は、基礎理論をそのまま応用すれば解決できるものではない。倫理学の基礎理論は、揺るぎないものではなく、新しい時代の課題によって、批判され、それによって鍛え直されるべきものと考える必要がある。今日の科学技術の現場で生じている問題は、それを扱う自然科学だけでなく、人類が手にしている倫理学を含む人文・社会科学の知識に対しても、問いを突きつけていると言えるのである。

徳倫理の課題

今日の科学技術の倫理理論の多くは、いくつかの系譜に分けて捉えることができる。その全体像を概観する最もオーソドックスな方法は、徳倫理、帰結主義、義務論という三つの理論的系譜をたどることである。

徳倫理は、人間とは何かを規定し、そこに人間がよりよく生きるための**徳**を見いだそうとする。西洋で言えば古代ギリシャのソクラテス、プラトン、アリストテレス、東洋では、孔子や荘子に遡るような、長い伝統を持つ系譜である。

　ソクラテスは、人間にとってもっとも大切なことは「よく生きること」であり、[★2]「吟味のない生活は、人間の生きる生活ではない」と説いた。[★3] アリストテレスは、動物は、植物に比べて、「ただ生きているということのほかに感覚をも有する」と見なし、その動物の中でも人間は、「その本性がただ生きるためではなく、よく生きることでもあるもの」だと述べている。[★4] この言葉は、彼が生きていた紀元前4～5世紀の動植物についての知識のもとでは素直に聞いていられただろうが、今日の生物学の知識からすれば、少なくとも動植物を引き合いに出して述べるべきことではないと評されるだろう。

　徳倫理の利点は、人間がよく生きるための吟味をたえず行い続ける中で、**新しい知を獲得し、それに基づいて、徳の内容を更新することができる**点である。つまり、ソクラテスらの時代には生じていなかったような、今日の世界の実情を認識することで、私たちが備えるべき徳の内容や、なすべき行いは変わり得る。

　古代ギリシャに存在したような奴隷状態の人たちが存在することを、現代の世界では、それがどの国の話であっても、受け入れることはできない。あるいは、最低限のヘルスケア・サービスさえも利用できないほどの状況にある人たちがいることや、おびただしい数の生物種が絶滅してしまうような事態が人間活動によって生じつつあることも、やむを得ないこととして見過ごすことはできない。こういった問題が解決するように何らかの行動を起こすことを、有徳なものと捉え直すべきだろう。

したがって、徳倫理の課題は、**科学技術が引き起こしている現在の問題に対して、何が有徳であるのか**を示すことであろう。

功利主義の課題

帰結主義とりわけ**功利主義**は、第4章で指摘したように、臨床的なものではなく、**公共的**なものであり、集団において「最大多数の最大幸福」が生じることが好ましいことだと考え、「幸福」を数量的に測ろうとするのだが、その際に人間は快を求め、苦を避けるという自然な本性を共有しているという前提をとるとともに、個々人が感受している快と苦の総量を、集団全体で計算する。これが功利計算である。

功利計算は、その集団を構成する人間を一つの単位と捉え、重みづけを行わないため、きわめて公平なものだと言える。その一方で、人によって快と苦の感じ方が異なるかもしれないことには、ほとんど関心を向けない。個人についての快と苦の数量を測定することができれば、あとはその数値を集団での功利計算に投入すればよい。それ以上に、その個人について考える必要はない。

いやむしろ、個人に関心を寄せすぎると、その特定の個人に対する執着が生じて、えこひいきをするようなことになりかねない。それでは公平な功利計算ができなくなってしまう。このように、功利主義は、倫理的配慮の対象を、必要以上に目の前にすることを、あえて避けようとする傾向を持っている。

ただし、個々の人間が感受する快の内容については、価値の高いものと低いものとの違いがあると主張する人もいる。ジョン・スチュアート・ミルによれば、高級な快は精神的なものであり、低級な快は肉体的・感覚的なものである。そのため、人間以外の動物は、低級な快を感受することしかできないという。

ミルの「満足した豚であるよりも、満足していない人間がよい。満足した愚者よりも、満足していないソクラテスがよい」という有名な言葉は、これが書かれた19世紀ならばともかく、21世紀の今日では、動物への敬意のない不快ささえ感じさせてしまう。[★5]

しかし、それ以上に問題になりかねないのは、功利主義が前提にする、快と苦についての単純な前提そのものである。第1章で、人間のような大脳新皮質を持たない動物が「感情状態（affective states）」を経験している可能性が高いことに触れた。今後の自然科学的な研究によって、動物たちが感受している経験は、私たちが想像している以上に複雑で、内容に富むものであることが証明されていく可能性は高いだろう。**人間以外の生物の快や苦の経験に対する評価を、自然科学の知見に基づいて修正し、新しい功利計算の方法論を見いだすこと**が、功利主義の課題だろう。

義務論の課題

義務論とりわけ**カントの倫理学**については、無条件に成り立つべき定言命法の内容が問題になる。第4章で触れたように、それは、「あなたの人格のうちなる人間性を、またどのひとの人格のうちにもある人間性を、常に同時に目的として扱い、決して単に手段として扱わないように、行為しなさい」[★6]というものである。

ここでいう「人間性」とは、生物学的に人間であることではなく、人間であることについての普遍的な要件であり、道徳法則を自ら立て、自ら従うことのできる理性を持っているということである。そのような理性を持つ存在には、**尊厳**があり、敬意を持って、手段化しないように扱わなければならない。

逆に言えば、理性を持っているのであれば、必ずしも生物学的な意味での人間である必要はない。他の動物でもよいし、宇宙人でもよいし、ロボットでもよいはずである。そのため、カントの定言命法は、理性を持つ可能性のある存在の地位を、そのカテゴリーごと保護する。第4章で触れたナッシュの権利概念の拡大の図における、「黒人」、「労働者」、「アメリカ先住民」、「女性」、「奴隷」、「アメリカ入植者」といったカテゴリーに属する人々は、適切な教育機会を与えることによって、理性を獲得させることができるのだから、「イギリス貴族」と同等の地位を与えなければならないことになる。

その一方で、こうしたカテゴリーに含まれながらも理性を持たない存在（例えば、重度の知的障害を持つ人）や、理性を獲得する可能性がまったくないカテゴリーに属する存在（例えば、ブタやヒノキ）を保護できないリスクをもたらす。

前の章で、他の生物をどの単位で生存・存続の主体と考え、保護すべき対象とするか、という基準を考えた。これは、その**存在の単位に尊厳を認めること**でもある。つまり、個体、種、ローカルな生態系のうちの、どの単位で尊厳を認めるか、である。

人間については、いかなる条件もつけずに、個体単位で尊厳を認めなければならない。胚や胎児については一律にこの基準を適用できるか否かをめぐる議論があるが、生きて産まれた人間であれば、どれほど重度の障害を持っていたとしても、尊厳を認めなければならない。

その一方で、同じ視線を他の生物に向けたときには、尊厳を認める単位を変更しなければ、それらを食料や資材などとして利用することができない。そのような**尊厳を認める単位の可変性を根拠づけること**が、義務論に課された課題と言えるだろう。

2 弱い側から見た景色

上から目線の倫理

弱い存在を前にした人間が、自らの振る舞いについて考えるものとしての倫理を考えながら、これまでに、いくつかの手がかりを手にしてきた。まず、基本的な原則として、以下のようなものが導かれた。

普遍化可能性原則

無危害性原則

公平性原則
公正性原則
自律性原則

さらに、これらの基盤となっている倫理理論を吟味して、以下のような課題が導かれた。

対象を目の前にすること
新しい徳を構想すること
新しい功利計算を考えること
尊厳を認める単位の可変性を根拠づけること

しかし、これらを並べてみても、どうしても何かが足りない気がしてしまう。その原因は、おそらく、これらの全体が、どことなく上から目線のものに思えてしまうことにある。

考えてみれば、私たちはここまでずっと、倫理的な配慮の対象を向こう側に置き、自分たちは配慮をする側にいる者として想定してきたのではないか。

いや、自分たちが弱い存在だということは、本書の最初に認めたつもりである。しかし、そのあとに私たちがずっと考えてきたのは、**弱い存在への配慮**だった。これは、結局のところ、自分

たちを強い側に置いて考える発想であり、医療倫理で散々否定されてきた、**パターナリズム**ではないのだろうか。[★7]

そこで、本書でたびたび示唆を与えてくれた、アーノルド・レオポルドが行ったように（P.113）、視点の転換を行ってみてはどうだろうか。倫理的配慮をなされる側から倫理を眺めてみれば、倫理について見えてくる景色が、相当に違うかもしれない。

私とあなたの二者関係についての思考実験

そこで、二つの思考実験を行ってみる。

最初のものは、私が今、向き合っている相手があなたであると仮定してみるという、ただそれだけの思考実験である。そこで、私とあなたのそれぞれの弱さを、第1章で考えたように確認してみる。

まず、私とあなたは、ともに生きている存在である限りにおいて、ともに弱い。あなたが永久に生きられるアンドロイドのようなものでない限り、お互いに、脆くて有限な身体を持ち、弱い心を持っている。つまり、**生きている存在としての弱さをともに持っているという根本的な意味において、私とあなたは対等である。**

ただし、**瞬間瞬間の私とあなたは、必ずしも対等ではない。**脆さ、有限性、心の弱さの三つは、同じ時刻に、同じくらいに、二人の間で均衡していることは、まずないからである。

ある瞬間に、どちらかが病気になったり、その他の条件（米国の基準で見たようなもの、P.176）によって、より脆い、ということが生じる。そもそも、私とあなたは、寿命が違うかもしれないし、今現在何歳であるかで、死までの時間が違うことだろう。つまり、有限性を死までの時間で計るとしたら、ぴたりと同じであるはずがない。

心の弱さについても、その時々において、私かあなたか、どちらか一方の心が弱っている、ということが生じるだろう。

他者との関わりの中での弱さについてはどうか。

ここでいう他者とは、別の人たちのことではなく、お互いのことである。私から見てあなたが、あなたから見て私が、他者である。他者との関わりで生じる弱さを、本書では、**手段化**、**依存**、**争い**という三つに分けて考えたのだった。

後の方から考えていくと、まず**争い**については、願わくば起こらぬように、お互いに振る舞いたいものである。それでも争いは起こってしまうものだが、それはしばしば、他の二つ、手段化と依存に左右される。

依存については、二人の関係がどんなものかによるだろう。親子、きょうだい、恋人どうし、友人どうしなどであれば、私たちはお互いに、依存し合っている関係である。もちろん、これらの関係の中のどれなのかによって、私とあなたの間で、相手への依存の質や程度が違うだろう。

依存の質や程度が大きく違うことによって、私とあなたは争いを起こすかもしれない。私の方は、あなたに大きく依存しているのに、あなたの方は、私を大して必要としていなかったとすればどうだろうか。恋人や友人どうしであったなら、喧嘩をしたり、別れてしまったりするに違いない。

仕事の上での関係だったり、近隣に暮らしている人どうしの関係であったらどうだろうか。そこには、お互いに利益を与えあうように、ある種の契約的な依存関係が成立している。紙の契約書を交わしているかどうかに関わらず、こうした二者関係は、基本的には相互に利益が及ぶウィン-ウィンの関係になるように結ばれている。そのバランスが損なわれると、両者の間に争いが生じうる。

手段化についてはどうか。これを中心に置いて、イマヌエル・カントは倫理を組み立てたのだった。先にも触れたのだが、あらためて彼の定言命法を考えてみよう。

あなたの人格のうちなる人間性を、またどのひとの人格のうちにもある人間性を、常に同時に目的として扱い、決して単に手段として扱わないように、行為しなさい。[★8]

カントはこれを、どんな条件をも必要としない、無条件に成り立つ道徳法則（カントの用語では「定言命法」）と見なし、これこそが人間の倫理の根幹をなすのだと位置づけた。

ただ、注意して読むと、相手を手段として扱ってはならないと言っているのではなく、相手を手段としてのみ扱ってはならないと言っている。つまり、多少であれば、相手を手段として扱うことには問題がない、と読めるのである。

確かに、どんな二者関係であっても、相手を自分の目的のための手段として扱う瞬間がある。例えば、寝転んでいる私が、立っているあなたにものを取ってもらうことも、あなたを私の目的のために手段化していることになるだろう。

お互いの手段化を、いっさい禁じてしまえば、私たちの関係そのものが、存続できなくなるかもしれない。あなたが医療従事者で、私が患者であったとすれば、あなたは収入を得るという自分の目的のために私を手段化していると、言えないこともない。逆に、病気になった私があなたに診てもらうことも、自分の病気を治す目的で、あなたを手段化していることになるかもしれない。私に障害があれば、あなたに介護を頼むことさえも、手段化だということになってしまう。

もちろん、そんなことをカントは言っているのではなく、**完全な手段化**をするな、と言っているのである。完全な手段化とは、その人にもその人なりの目的があることを無視して、ひたすらこちら側の目的のための手段にするということである。ここまで取り上げてきた例で言えば、第5章で見た、奴隷化されている人たち（強制労働や強制結婚をさせられている人たち）がそうであり、人間以外の生物を含めて言うならば、私たちが食べているもの、実験に使っているものなど、人間の目的のために使われている生物の状態が、すべて当てはまることになる。

以上で、最初の思考実験はお終いである。

「なんだ、そんな当たり前のことか」と、思われるかもしれない。

他の生物の扱いはともかくとして、人間については、奴隷化のような完全な手段化をしてはならないことは、きわめて当然なことであって、今日の倫理問題を考える際に、役に立つ考え方ではないのかもしれない。

しかし、ここには、二者関係の倫理を考える上で、ヒントがあるように思う。それは、私たちが**相手を手段化する力の差異**によって、**相手を完全に手段化しない義務**の重さが変わってくるのではないか、ということである。

二者の力関係を加味した思考実験

そこで、二つ目の思考実験をしてみる。

ここでは、私たちがお互いを**手段化する力の差異**によって、相手に対する義務の重さが変わってくるかを考えたい。

私もあなたも、生物学的な意味での、基本的な弱さを持つ点で対等であるのだが、ある時点においては、その弱さに不均衡が生じ得る。これを形式化すれば、以下の四つのいずれかに分けることができる。

（1）強い私　と　強いあなた

(2) 強い私　と　弱いあなた
(3) 弱い私　と　強いあなた
(4) 弱い私　と　弱いあなた

ここで考えたい問いは、各々の関係において、私はあなたに対してどんな倫理的な義務を負うか、である。

(1) 強–強関係における、私の義務

第1の類型では、私とあなたの間に、相手を手段化する力の差異がない。つまり、お互いを同程度に手段化することができる、**強–強関係**である。

お互いが争わず、良好な関係を維持し続けるには、この力のバランスを保ち、相手を過度に手段化することがないようにする必要がある。そのために、あなたと契約を交わしたり、戦略的に利害を調節するようなことが必要だろう。ここで私があなたに対して倫理的配慮を考える必要があるならば、あなたの側にも同じように考えてもらう必要がある。両者にとっての倫理的な義務は、双方が遂行する義務がある**双務的義務**である。

(2) 強–弱関係における、私の義務

真ん中の二つは、力の不均衡がある関係だが、このうち第2の類型が、私の方があなたよりも強い関係であり、私を上に、あなたを下に表記するならば、**強‐弱関係**である。私の方だけが、相手を手段化する力を持っている。

この関係の中では、あなたを過度に手段化しないことが、私に課せられた倫理的な義務になる。あなたの方には、私を手段化する力がないのだから、これは、もっぱら私の側だけに遂行の義務がある**片務的義務**である。

(3)弱‐強関係における、私の義務

第3の類型が、私の方があなたよりも弱い**弱‐強関係**である。あなたの方だけが、私を手段化する力を持っている。強‐弱関係とは逆で、あなたの方だけが私を過度に手段化しない片務的義務を負っている。私にはあなたのために果たすべき義務はない。しかし、私は不安で仕方がない。あなたが自分の義務を遂行して、私を過度に手段化しないことを信じ、願うほかはない。

(4)弱‐弱関係における、私の義務

第4の類型では、私にもあなたにも、相手を手段化する力がない。これを**弱‐弱関係**と呼んでおこう。

この場合に限って、いずれかが相手に対して力を振るうという事態が絶対的に生じない。少なくとも、利害をめぐって私とあなたが争うことはない。あなたと契約を交わしたり、戦略的に利害を調節する必要もない。余分なものを得ることはできないが、今あるものを失う恐れもない。

したがって、他の類型で必要であったような、相手のために果たすべき倫理的な義務というものが、そもそも生じない。

通常の人間関係は、この四つの類型のいずれかに近いか、あるいはその瞬間瞬間で、四つのいずれかが立ち現れるものだろう。典型的な例だけ挙げてみると、私が親で、あなたが子である二者関係は、養育期の強－弱関係から、自立期の強－強関係を経て、私があなたの世話を受ける弱－強関係へと変遷していくものだろう。

私が医師で、あなたが患者という二者関係は、治療を提供できる私の方が強い、強－弱関係と見るのが通例だが、状況によっては、患者であるあなたの意のままになって、逆転するようなこともあり得ないわけではない。

さて、この思考実験は、相手を手段化する力の差異によって、相手に対して生じる義務（相手を過度に手段化してはならないという義務）を考えたものであった。ここでは、「〜してはならない」という**消極的義務**を確認したものであるのだが、二者間の倫理において、私たちが考えたいのは、「〜しなければならない」という**積極的義務**の方であろう。本書のテーマに即して言えば、弱い立場にある存在を、保護あるいはケアしなければならない、という義務である。

ケアについて

保護という言葉には、強者によるパターナリズムの響きがあるので、ここでは**ケア**という言葉を使うことにする。ケアについては、ここで思考実験を行わなくてもよいほどに、これまでにさかんに論じられてきた。

ミルトン・メイヤロフが1971年の著作で示した定義によれば、ケアとは相手の成長を扶《たす》けることである。[★9] この定義では、ケアする側は、少なくともその時点においては、強者の立場に立って、弱い人たちに貢献しようとしていると言えるだろう。

メイヤロフの想定する二者関係は、親と子の関係である。ここではケア者（親）が被ケア者（子）を手段化しているわけではないが、ケアを提供しなければ、子は正常に成長することができないのだから、ケア者の方が強者であることは明らかである。

これに対して、ネル・ノディングスは、2002年の著作で、**ケア者の強者性**を徹底して排除するかのような、ケアの定義を提案している。彼女にとって、ケアとは、（1）私の意識の中にあなたへの関心と動機の転移があり、（2）私がそれに沿った行為を行い、（3）私がケアしているのだということを、あなたも認識している、という3要件が満たされる場合にしか成立しない。[★10]

今日では、ケアを論じる人たちは、パターナリズム的なケア観を否定して、ケア者と被ケア者とが対等であるようなケアの関係が望ましいと、口を揃えて主張している。

しかし、メイヤロフやノディングス、あるいは**ケアの倫理**を提唱したナンシー・ギリガンでさえも、**どうしてケアをしなければならないのか**という、倫理的な義務の根拠については、あまり論じていない。多くの人にとって、親が子に与えるケアも、医師や看護師が患者に提供するケアも、そうすることが自明のことだと思えるために、これを倫理的な義務と見なすための根拠を考える必要性を感じないのかもしれない。
そう考える人たちには、前の章で見たような、ヘルスケア・サービスにアクセスできない人たちや、奴隷化されている人たち、さらには人間以外の、絶滅寸前の生物たちのことを思い返していただきたい。そのような存在を、私たちが日々の暮らしの中で目の前にすることは、きわめて少ない。目の前にしないことによって、どこか遠くにある問題として、ぼんやりと考えているのみである。

責任について

この、ケアの倫理を論じる人たちが、しばしば自明視してしまう「ケアする義務」について論じたのが、前に、個人に大きな関心を向けない理論だと評してきた功利主義の立場をとってきたオーストラリアの哲学者、ロバート・グッディンである。彼は、1986年の著作で、**他者に対する責任は、他者の自分に対する脆弱性に比例する**という、定量的な二者間の倫理を提唱し、そこで個人の責任についても論じている。
グッディンは、「個人の責任についての第1原則」を、以下のように規定している。

もしもAの利益が、Bの行動や選択に対して脆弱であるならば、BはAの利益を保護する特別な責任がある。この責任の度合いは、BがAの利益に影響を及ぼしうる程度に厳密に依存する。[★11]

功利主義について考えてきた人らしく、彼はさらに、「集団の責任についての原則」を提唱している。

もしもAの利益が、ある集団の行動や選択に対して、選言的にでも連言的にでも脆弱であるならば、その集団は、自分たちの構成員が協調してとる行動のための計画を（a）立案（公的または非公式に）し、かつ（b）実行することで、その集団が他のさまざまな責任と矛盾せずに行える限りにおいて、Aの利益を保護しなければならない。★12

ここでいう選言的（disjunctive）とは、その集団の他にも、Aの利益を保護できる集団があって、必ずしも自分たちが行動しなくてもAの利益を保護しうる場合である。連言的（conjunctive）とは、その集団単独ではAの利益が保護できず、他の集団と協力して初めてそれが可能となるような場合である。

さらに、「個人の責任についての第2原則」として、このような集団に属する個人の責任をも提起している。

もしもBが、「集団の責任についての原則」によってAの利益を保護する責任を負う集団の構成員であるならば、Bには次のような特別な責任がある。

（a）その集団が他のさまざまな責任と矛盾せずに行える限りにおいて、Aの利益を保護す

るための集団的行動計画を立案することを、可能な限り監視すること。および、
（b）そうした計画が立案される可能性がある場合、またその計画が、何もなされない場合よりもAの利益を保護するものである場合には、その計画のもとで自分に割り当てられた責任を、自分が他のさまざまな道徳的責任と矛盾せずに行える限りにおいて、完全かつ効果的に果たすこと。[★13]

グッディンは、この原則を「脆弱性モデル（vulnerability model）」とも呼んでいるが、その本質は、二者間の依存性にある。彼の原則の「〜に対して脆弱である（be vulnerable to）」という表現は、「〜に依存している（be dependent on）」と言い換えられる。

先ほど、「保護」という言葉にあるパターナリズムのニュアンスをきらって、「ケア」を使うことにしたのに、グッディンは「保護（protection）」という言葉を使っている。これを気にしないことにすれば、依存性によって倫理的な責任を根拠づけようとする彼の考え方は、その効力が強力で、応用範囲が広い。

責任の効力については、そもそも依存関係にあることが責任を生んでいるのであるから、自ら責任を負うことを選択したかどうかは関係ない。医療従事者や科学者、エンジニアなどの、**専門的な職業に就いた瞬間に、その人が扱う技術に依存するすべての存在に対して、利益を保護する責任が生じる**ことになる。

依存関係の強弱によって、どこまでの範囲の人に対する責任を負うべきかも、ある程度規定さ

れる。医療従事者は、基本的には、直接的に関わる対象としての患者などに対する責任を負うのみでよいはずだが、その責任の重さは、生死に関わる大きなものである。

これに対して、エンジニアは、自らが作りだす道具を使うすべての人に対する責任を広く負うことになる一方で、その度合いは、その道具のもたらす危害性の大きさによって異なる。事故が起こる可能性や、その際に生じる被害の程度が大きいほど、エンジニアの責任は大きくなる。グッディンは、個人の責任を規定しているために、企業などに雇用されている状況でも、エンジニア個人に責任があることは免れない。スペースシャトル・チャレンジャー号の事故のように、財政的な理由によって安全性への重大な懸念に蓋をされるような事態に際しては、根拠をもって反対する意見を述べる責任や、内部告発などの緊急的な行動をとる責任がある。

もっと視野を広げれば、特別に弱い人たちの利益を保護する責任を、誰が負うべきかという議論を根拠づけることができる。責任の範囲は、他人の状況や利益に対するコントロール、および他人の利益が危機に瀕している程度に比例するように、脆弱性の程度に応じて評価され、その責任は、弱者が弱者となった原因とは無関係に規定される。[★14] 誰がその状況を引き起こしたかではなく、誰がその状況を改善する立場にあるかによる。日本風に言い換えれば、自己責任論は否定され、誰が悪いのかという犯人さがしも不要である。

グッディンの脆弱性モデルを、人間以外の生物に当てはめるとどうなるか。

野生生物であれ、人為的環境で生育しているものであれ、動物でも植物でも、あるいは微生物などであっても、私たちがそれらの生物の利益に影響を及ぼしている度合いに応じて、その利益を保護する責任を負うことになる。しかし、言うまでもなく、これではあらゆる種類の生物の利用が不可能になる。食用にしようとする生物個体にとっての利益（interest）とは、私たちに食べられないことだとしか言えないのだから。

確実に言えるのは、地球上の多くの生物が絶滅の危機に瀕しているその原因は、間違いなく人間の活動にある、ということである。この状況を、**人間が改善できる**と考えるのであれば、その責任は人間にあり、科学技術を駆使したり、適切な公共政策を講じたりすることで、その課題に立ち向かうべきだという、行動指針が導かれる。逆に、自分たちが引き起こした危機的状況を改善することはできないとして、その責任を放棄するのであれば、人間は地球上に存在しない方がよいという、ニヒリズムへの道しか残されていない。

3 弱さを抱きしめて

科学技術の新しいユートピアを求めて

本書の初めの方で、自らの弱さを前にした人間が、科学技術を使ってそれに対抗してきたという観点から、科学技術の発達史を振り返った。

人間の身体的な弱さの二つの側面のうち、脆さの方は、科学技術によって大いに補完された。あるいは、むしろ、自然によって兼ね備えられた能力を極限にまで拡張したと言えるだろう。

有限性の方は、90歳ほどまで生きる人が増えた。そこに到達する人は、これからも増えるだろう。しかも、英国のエリザベス女王のように、死の間際まで、その人らしい活動が行えるほどに、健康を保てるようになることも、夢物語ではないだろう。

しかし、それ以上の有限性の拡張は、簡単には望めないかもしれない。これを超えるとすれば、おそらくは細胞や遺伝子レベルの介入が必要となり、臓器移植や体外受精に成功したときのように、一線を越えてよいかという議論が巻き起こることだろう。

さて、科学技術という強者の服を手にした私たちは、その服を、これからどう扱っていけばよいのだろうか。

脱ぎ捨てて、廃棄してしまうことは、もはやできない。

第5章で触れたハンス・ヨナスは、科学技術のユートピアを否定したが、その一方で、人間が将来にわたって責任をもたねばならず、それゆえに人間は地球上に存続して、その責任を果たさなければならないと主張した。[★15]

いやむしろ、科学技術を使うことでしか、医療、技術、環境などの問題は、もはや解決することができない状況にあり、そのような方向へ科学技術を差し向けていくことが、私たちの責任であるとしか思えない。

克服すべき弱さ、抱きしめるべき弱さ

科学技術の未来像を考える上で、参考になりそうな事例を、最後に取り上げたい。それは、日本の研究者が世界的な脚光を浴びた、iPS細胞に関連するものである。

眼球の最奥の中央部にある、黄色味を帯びた領域を黄斑と呼ぶ。ここには、強い光を受容し、なおかつ光の波長つまり色を識別できる錐体細胞が集中して分布している。しかも、網膜の毛細血管がこの場所を避けるように分布しているため、網膜の厚みが薄く、中心窩と呼ばれるくぼみを作っている。そのために、光がほとんど遮られることなく錐体細胞に届く構造をしており、私たちがものを見る際に、最も中心的な役割を果たしているのが、黄斑である。

加齢とともに、この黄斑に異常が生じる疾患を、加齢黄斑変性と呼ぶ。これには萎縮型と滲出型とがある。萎縮型は、黄斑の組織が全体的に萎縮していくもので、視力はゆっくりと低下し、最終的には失明するが、有効な治療法はない。これに対して、滲出型は、黄斑の下に異常な血管が形成され、そこから水や血液が滲み出すことで黄斑に障害が生じる。このため、視力は急速に

低下し、最終的には失明する。いずれについても、高齢者になるほど増加するが、40〜50歳代で発症する人もいる。[★16] 治療法として、血管の発生を抑える薬が開発されているが、その有効性は今ひとつである。

老化した黄斑の組織を構成する網膜色素上皮細胞（RPE細胞）を、新しいものと交換することができれば、より根本的な治療法になるかもしれない。理化学研究所の高橋政代らは、そう考えて、生殖細胞由来の多能性幹細胞（さまざまな種類の細胞に分化する能力と、ほぼ無限に増殖する能力とをもつ細胞）であるES細胞（胚性幹細胞）をRPE細胞に分化させる研究を進めてきた。

しかし、不妊治療などで使われなかった余剰胚を破壊して作成するES細胞を使う研究の規制は、非常に厳しいものだった。[★17] これは、2000年に公表された、科学技術会議生命倫理委員会ヒト胚研究小委員会の「ヒト胚性幹細胞を中心としたヒト胚研究に関する基本的考え方」の中で、「人の生命の萌芽を操作するという点で人の尊厳に抵触しかねない」[★18] と書かれている認識に基づいており、体外受精について言われた**生命の神聖さ**を冒瀆するという議論と同じものだった。

iPS細胞

そんな中で、2006年8月に、京都大学の山中伸弥らが**iPS細胞**（人工多能性幹細胞）の作製に成功して、世界的な注目を集めた。

高橋は、「光が差し込むような思いがした」という。[★19] その理由は、倫理面の問題が小さく、拒絶反応の心配も少ないと思えるからだった。

ｉＰＳ細胞は、ＥＳ細胞のように、将来人間になるはずの胚を使わず、大人の分化した細胞をもとに作りだすことのできる多能性幹細胞である。ｉＰＳ細胞の作製の成功から、わずか6年後に、山中にノーベル医学・生理学賞が与えられたことは、この技術が国際社会でも非常に高く評価されたことを物語っていた。

日本政府も、再生医療技術の開発が国益にかなうと考え、２０１０年6月に「新成長戦略」を閣議決定して、再生医療の研究開発・実用化を促進する方針を決めた。２０１１年には、文科省・厚労省・経産省が共同で、「再生医療の実現化ハイウェイ」構想を打ち出した。これは、臨床試験によって安全性と有効性とがともに確認されて初めて承認される従来の道筋のうち、有効性については「推定」でよいことにするもので、再生医療の実用化にかかる時間を大幅に短縮しようという、従来では考えられないような積極的な施策だった。

法律の整備も速やかに行われ、２０１３年5月に「再生医療推進法」（「再生医療を国民が迅速かつ安全に受けられるようにするための施策の総合的な推進に関する法律」）が、同年11月に「再生医療安全性確保法」（「再生医療等の安全性の確保等に関する法律」）が、２０１４年11月に「医薬品医療機器法」（「医療品、医療機器等の品質、有効性及び安全性の確保等に関する法律」）が、相次いで成立した。

髙橋たちの研究は、２０１１年度の「再生医療の実現化ハイウェイ」の課題として採択され、２０１３年には、臨床研究が始まり、２０１４年に、最初の患者の腕の皮膚組織からｉＰＳ細胞を作製し、これを培養して小さなシート状の組織にして、患者の黄斑の下に移植した。

これによって、患者の視力が回復すると、期待する人も多かったかもしれない。しかし、髙橋らの研究は、初期段階の臨床研究であり、患者の視力がただちに回復することまでは望めないと考えられていた。

高橋は、「臨床研究に成功しても、それはライト兄弟が空を飛ぶレベル。実際に、みんなが飛行機に乗れるようになるまでは長い年月と努力が必要だ」と語っていたという[★20]。

むしろ、再生医療の安全性を確認することの方が重要だった。

第1章で見たように、生物の身体には高度な**統合性**があり、これによって生物の身体の複雑な構造が作られる。再生医療とは、ES細胞やiPS細胞のような、多能性幹細胞を用いて、生物の身体の一部を再生させ、それによって悪くなった部分を交換する治療である。言ってみれば、生物の身体の統合性を、人の手で組み立て直す試みである。

そこにはリスクがある。しかも、そのリスクは、生物が気の遠くなるほどの年月をかけてたどり着いた、個体の死と引き換えにしてまで手に入れた統合性に介入するという、見方によっては大変に大それた挑戦に伴うリスクである。

これも第1章で触れたように、身体の高度な統合性を獲得する代償として、私たちは死ぬようになったと考えられている。人間の身体には、再生能力を高めて、長く生きるのに必要な、多能性幹細胞がたくさん備えられてはいない。その理由は、多能性幹細胞を備えるほど、がんになったり、異常な組織が作られてしまうリスクが高まるためである。

このため、多能性幹細胞を使う再生医療には、がんや、異常な組織の形成といったリスクが予想される。そのため、再生医療を実現する際には、中長期にわたる臨床研究を行って、安全性を確立することが不可欠である。つまり、今後しばらくの期間は、ｉＰＳ細胞による再生医療の実現を望むのではなく、安全性についてのデータを蓄積すべき期間だと考える方が、合理的なのである。

つまり、今、目の前にいる患者に対しては、効果的な治療の開発は間に合わないかもしれない。あるいは、思いもよらない障壁によって、再生医療の適用そのものを諦めざるを得ない事態に至るかもしれない。

そういった障壁の一つとして、コストの問題が予想以上に大きいことも指摘されている。[★21] 例えば、一人の治療を行うのに、数千万円の費用がかかるというような例があるが、何らかの方法でコストを削減しない限り、これを多数の人に適用する医療として確立することは難しい。

ロービジョン・ケア

髙橋は、再生医療とは大きく方向性の異なるヘルスケアである、ロービジョン・ケアにも関わっている。

ロービジョンとは、視力の低い人、視野に問題のある人、視覚障害のために日常生活に不自由のある状態である。日本眼科医会によれば、ロービジョン・ケアとは、そのような人たちに対して、医療的・教育的・職業的・社会的・福祉的・心理的な支援を包括的に行うことを意味する。[★22]

例えば、「よりよく見る工夫」のために、遠くを見るための道具（単眼鏡など）、近くを見るための道具（拡大読書器など）、眩しさをやわらげるための道具（遮光眼鏡など）を使ってもらったり、照明の調光を行ったりする支援を行う。

あるいは、「視覚以外の感覚の活用」のために、聴覚や触覚を介する情報伝達の方法を提供する。点字のように、以前から用いられてきた方法の他に、最近では、眼鏡に取りつけた小型カメラや、スマートフォンによる映像をもとに、ＡＩが文章や人の顔などを認識して音声で伝えるという高度な技術を用いた道具もある。

こういったさまざまな道具を用いた支援の他に、行政と連携して、社会生活の環境を整えたり、点字図書館や患者団体など、利用可能な社会的資源についての情報を伝えたりもする。

髙橋は、以下のように述べている。

> 今まで、福祉制度は重度障害を対象に作られてきました。一方で、社会はあたかも健康で障害のない人だけが存在するかのように作られています。それでは真のインクルーシブは起こり得ません。社会にすでに混在している、軽度から中等度の障害の方々を対象に社会を形づくれば、正常であらねばならないという強迫観念にとらわれている人たちも、重度の障害者も地続きとして、真のインクルーシブ社会になるのではないかと思っています。そうすれば、障害者という〈向こうの世界〉に陥る恐怖に苛《さいな》まれている患者さんたちも楽になる。★23

科学技術の二つの方向性

こうして、ｉＰＳ細胞による再生医療の開発と、ロービジョン・ケアという二つを並べてみると、一方が先進的な技術で、他方が旧式のアナログな技術であるかのように、誤解されてしまうかもしれない。もちろん、そのようなことはなく、ロービジョン・ケアの道具に、ＡＩを用いた高度な技術が活用されているように、両者の違いは技術の質ではなく、技術を用いる方向性が、大きく異なっているのである。

この方向性の違いは、これからの時代の科学技術が目指すべき方向性を例示しているように思う。

一つは、ｉＰＳ細胞を用いた再生医療が象徴する、**弱さを克服する技術開発**である。視覚障害者でいえば、視力を回復させて、見えるようにする技術開発である。

もう一つは、ロービジョン・ケアが象徴する、弱さを受け入れる技術開発、あるいは弱さを前提とした技術開発である。ここではこれを、**弱さを抱きしめる技術開発**と、呼んでおきたい。これは、視覚障害者が、見えないままで生きられ、生きやすくするための技術開発である。

考えてみれば、人間の技術開発は、すでにこの二つの方向性を持っている。第3章で触れた自動車を例に取れば、速度や航続距離のような移動性能を向上させる技術とともに、エアバッグやアンチロック・ブレーキング・システム、衝突被害軽減ブレーキなどの安全性を高めるための技術が開発され、実際に装備されている。

この二つの方向性を持つ科学技術を、弱い存在の利益となるように運用していくことが、人類全体の倫理的課題と言えるのではないだろうか。ここでいう「弱い存在」に、従来顧みられることの少なかった、特別に弱い存在、すなわち、ヘルスケア・サービスにアクセスできない人たちや、奴隷化されている人たち、さらには人間以外の、絶滅寸前の生物たちを含めて考えていくほかはない。

その際に、コストや法整備など、さまざまな問題が生じてくる。それらをどう解決するかも、究極的には、私たちが弱い存在を前にして、どう振る舞うべきかという倫理の次元に立ち戻って考える必要がある。

弱さを抱きしめて

第1章で考えたように、生きている存在である私たちは、一人の例外もなく、弱い存在である。しかも、その弱さとは、私たちが生きている存在であることによって抱え持っている特質である。私たちの脆さは、高機能であることの代償であり、有限性（あるいは、死ななければならないこと）は統合性の代償であり、心の弱さは主体性の代償である。

科学技術の服を脱いで裸になってみれば、そこに生の自分、弱い自分がいる。その自分を抱きしめることができれば、周りにいる他の人間や、他の生き物との間に、同じ生き物としての、真の平等性を感じられるかもしれない。

精神障害者に対するユニークなヘルスケアの実践を行ってきた、浦河べてるの家のソーシャルワーカー、向谷地生良は、以下のように語っている。

私たちは近代化や合理化を通じて、人間として本来もっている基本的に大切なもののうえに、学歴とか経済力とか便利さとかを、オプションのようにプラスアルファの価値として身につけてきたわけです。回復するということは、人間が人間であるために、そういう背負わされた余計なものをひとつずつとり去って、本来の自分をとり戻していく作業なんです。何をしたらよいか、何をしてあげなければならないかではなく、何をしないほうがよいか、何をやめるか、つまり足し算ではなく引き算が、べてるの家のキーワードです。それが降りていくということでもあり、そうすることによって、人間が本来もっている力を発揮できるようになっていく、という考え方なんです。★24

社会の中で、特別に弱い存在として扱われてきた人たちと過ごしてきた経験に基づく、このような声は、弱さの中に、潜んでいる価値を示唆している。

私たちは、弱さの持つ可能性というものを、まだ十分に知らないのかもしれない。

htm　(2022/12/10閲覧)
★19 国立研究開発法人科学技術振興機構(2017)「世界初の快挙 iPS細胞を用いた臨床手術に成功！」https://www.jst.go.jp/seika/bt21-22.html　(2017年度更新、2022/12/10閲覧)
★20 「「どんな夫婦生活を…」iPS細胞移植を成功させたカップルの会見、感謝の言葉は「笹井先生に」」産経新聞 https://www.sankei.com/article/20141016-ESEPYLRPRVIOVMPINMAAIHIKYM/3/(2014/10/16更新、2022/12/10閲覧)
★21 八代嘉美「再生医療、コストの壁をどう破る 公的保険で成果を提供し続けるために」POLICY DOOR https://www.jst.go.jp/ristex/stipolicy/policy-door/article-06.html　(更新日不明、2022/12/01閲覧)
★22 公益社団法人日本眼科医会「LOW VISION CARE」https://low-vision.jp (更新日不明、2022/12/10閲覧)
★23 サステナブル・スマートシティ・パートナー・プログラム(2000)「神戸アイセンターとビジョンパークに込められた想い」https://digital-is-green.jp/initiative/advisor/200410/　(2022/12/10閲覧)
★24 横川和夫『降りていく生き方――「べてるの家」が歩む、もうひとつの道』太郎次郎社、2003年、64-65頁

らの手紙』森本達雄訳、岩波書店、2010年、17頁)

★2 プラトン「クリトン」(『プラトン全集第一巻』所収)田中美知太郎訳、岩波書店、1975年、133頁)

★3 プラトン「ソクラテスの弁明」(『プラトン全集第一巻』所収)、田中美知太郎訳、1975年、105頁)

★4 アリストテレス「動物部分論」(『アリストテレス全集第八巻　動物誌(下)』所収)島崎三郎訳、岩波書店、1969年、311頁)

★5 ミルは、高級な快楽の方が低級な快楽より価値があると主張するために、この二つの快楽をともに経験している人は、高級な快楽すなわち「自分たちの高度な能力を働かせるような生活のあり方」を選ぶはずだと論じている。ここで問題になるのは、そのように「はっきり選び取ることは、疑問の余地のない事実である」と決めつけている点だろう。第4章で論じた自然主義的誤謬と論点先取をともに犯している。〔J・S・ミル『功利主義』関口正司訳、岩波書店、2021年、22頁〕

★6 Kant, I. (1785). *Grundlegung zur Metaphysik der Sitten*, in: *Kant's gesammelete Schriften*. Herausgeben von der Königlich Preußishen Akademie der Wissenschaften. Band IV, p.429. 日本語訳は、以下の文献による。河村克俊(2007)「定言命法「普遍化の方式」と「目的の方式」」外国語・外国文化研究、14号、195-214頁(202頁)

★7 パターナリズム(paternalism)とは、父親的温情主義とも訳される言葉で、医療倫理の領域では、医師・医療従事者という強い立場にある者が、患者という弱い立場にある者にもたらされる利益と不利益とを考慮して、治療などについての決定を下すことを指す。無危害性原則に沿った行動ではあるが、患者本人の意思は尊重されず、自律性原則に反するために、今日では好ましくないものと見なされている。

★8 Kant, I., *op.cit.*

★9 Mayeroff, M. (1971). *On Caring*. Harper & Row. (ミルトン・メイヤロフ『ケアの本質 ——生きることの意味』田村真・向野宣之訳、ゆみる出版、1987年)

★10 Noddings, N. (2002). *Starting at Home: Caring and Social Policy*. University of California Press, p.19.

★11 Goodin, R. E. (1986). *Protecting the Vulnerable: A Re-analysis of our Social Responsibilities*. University of Chicago Press, p.118.

★12 *Ibid.*, p.136.

★13 *Ibid.*, p.139.

★14 Goodin, R. E. (1985). Vulnerabilities and responsibilities: an ethical defense of the welfare state. *American Political Science Review, 79*(3), 775-787.

★15 (ハンス・ヨナス、前掲書)

★16 公益財団法人難病医学研究財団・難病情報センター「眼科疾患分野|加齢黄斑変性(平成23年度)」https://www.nanbyou.or.jp/entry/2434　(更新日不明、2022/12/10閲覧)

★17 2001年に「ES指針」が制定され、不妊治療で使われなかった余剰胚からES細胞を樹立し、研究に使用することが認められたが、ES細胞の樹立と使用の双方について、機関内の倫理審査委員会の審査と大臣確認とが必要とされる二重審査が課されていた。

★18 科学技術会議生命倫理委員会ヒト胚研究小委員会(2000)「ヒト胚性幹細胞を中心としたヒト胚研究に関する基本的考え方」https://www.mext.go.jp/b_menu/shingi/kagaku/rinri/ki00306.

哲学、67号、201-215頁
★6 Ross, W.D. (2002, P. Stratton-Lake Ed). *The Right and the Good.* Oxford University Press, pp.19-20.
★7 気温はその前夜にマイナス13度にまで下がり、朝になってもマイナス2度ほどで、それまでのスペースシャトルの打ち上げ時の最低気温であった12度と比べて、はるかに低い気温だった。〔Charles River Editors. (2016). *The Space Shuttle Challenger Disaster: The History and Legacy of NASA's Most Notorious Tragedy*. Charles River Editors. Kindle版., No.405-416.〕
★8 Fleddermann, C. B. (2014). *Engineering Ethics*, 4th ed. Pearson Education, pp.15-23.
★9 *Ibid.*, p.17.
★10 *Ibid.*, p.18.
★11 宮坂道夫（2005）『医療倫理学の方法——原則・手順・ナラティヴ』医学書院、211-212頁
★12 Centers for Medicare and Medicaid Services. (n.d.). *Serving Vulnerable and Underserved Populations*. Retrieved December 10, 2022, from https://marketplace.cms.gov/technical-assistance-resources/training-materials/vulnerable-and-underserved-populations.pdf
★13 International Labour Organization (ILO), Walk Free, and International Organization for Migration (IOM). (2022). *Global Estimates of Modern Slavery: Forced Labour and Forced Marriage*. Retrieved December 10, 2022, from https://www.ilo.org/wcmsp5/groups/public/---ed_norm/---ipec/documents/publication/wcms_854733.pdf
★14 *Ibid.*, p.17
★15 IPBES (2019): *Summary for Policymakers of the Global Assessment Report on Biodiversity and Ecosystem Services of the Intergovernmental Science-Policy Platform on Biodiversity and Ecosystem Services*. IPBES secretariat.（「生物多様性と生態系サービスに関する地球規模評価報告書 政策決定者向け要約」環境省、公益財団法人地球環境戦略研究機関訳、15頁、2020年）
★16 IPBES (2019): *Global Assessment Report of the Intergovernmental Science-Policy Platform on Biodiversity and Ecosystem Services*. IPBES secretariat, p.239.
★17 Church, G. M., Philippidis, A., & Davies, K. (2022). Thirty-eight special: George Church pushes the biotech envelope. *GEN Biotechnology, 1*(2), 127-132.
★18 Lin, J., Duchêne, D., Carøe, C., Smith, O., Ciucani, M. M., Niemann, J., Richmond, D., Greenwood, A.D., MacPhee, R., Zhang, G., Gopalakrishnan, S., Gilbert, M. T. P. (2022). Probing the genomic limits of de-extinction in the Christmas Island rat. *Current Biology*, *32*(7), 1650-1656.
★19 United Nations. (2015). *Transforming our world: the 2030 Agenda for Sustainable Development.*（国際連合広報センター『持続可能な開発目標』 https://www.unic.or.jp/activities/economic_social_development/sustainable_development/sustainable_development_goals/〔2022/12/10閲覧〕）
★20（ハンス・ヨナス、前掲書）

第6章　弱さを抱きしめて

★1 Gandhi, M.K. (1933). *From Yeravda Mandir: Ashram Observances*, 3rd. Revised Edition. In The Selected Works of Mahatma Gandhi, vol.4: The Basic Works, Navajivan.（ガンディー『獄中か

Trial. Retrieved December 10, 2022, from https://nuremberg.law.harvard.edu/nmt_1_intro
★37 芝健介、前掲書、149頁
★38 Vollmann, J., & Winau, R. (1996). Informed consent in human experimentation before the Nuremberg code. *BMJ, 313*(7070), 1445-1449.
★39 Anonymous. (1996). The Nuremberg Code (1947). *Br Med J, 313*, 1448.
★40 1843年に、マンチェスター北東のロッチデールという町の紡績工場で働く労働者が、自分たちの生活を改善するために、ストライキを繰り返したり、慈善団体に助けを求めたりするのとは別の方法を模索した。生活必需品の調達を自分たちで行おうと思いつき、28人でロッチデール公正開拓者組合（Rochdale Society of Equitable Pioneers）を設立した。1年以上かけてお金を貯め、1844年12月の寒い夜に、現在の生活協同組合の原型となる食料雑貨品店を開いた。〔Co-op. (n.d.). *History of Co-ops.* Retrieved December 10, 2022, from https://www.grocery.coop/food-coops/history-of-co-ops〕
★41 National Consumers League. (n.d.). *History*. Retrieved December 10, 2022, from https://nclnet.org/about-ncl/about-us/history/
★42 Kennedy, J. F. (1962). Special message to the Congress on protecting the consumer interest. *Public papers of the presidents of the United States, 93*, 236.
★43 Buchholz, R. A. (2008) . Consumer's bill of rights. In Kolb R. W. (Eds), *Encyclopedia of business ethics and society.* SAGE Publications, 438-439.
★44 Bugnitz, T. (2008) . Consumer Rights. In Kolb R. W. (Eds), *ibid.*, 434-438.

第5章 「対話」の倫理学

★1 Jonas, H. (1979). *Das Prinzip Verantwortung. Versuch einer Ethik für die technologische Zivilisation.* Insel Verlag.（ハンス・ヨナス『責任という原理――科学技術文明のための倫理学の試み』加藤尚武監訳、東信堂、2000年、18頁）
★2 「ビジネス用語集、ステークホルダーとは？」エリートネットワーク　https://www.elite-network.co.jp/dictionary/stakeholder.html（更新日不明、2022/11/24閲覧）
★3 例えば、日本では、1992年に、鹿児島県に対して、奄美大島のゴルフ場計画の開発許可の取り消しを求める訴訟が、アマミノクロウサギなどの希少動物などを原告として起こされた。以降、オオヒシクイ、ムツゴロウ、ハマシギ、ホンドギツネ、ホンドタヌキ、ギンヤンマ、カネコトテタグモ、ワレモコウ、ムササビ、オオタカなどが原告となる訴訟が続いた。いずれについても、裁判所は、現行法が自然動植物に当事者能力を認めていないとして、訴えを却下している。〔吉盛一郎（2009）「自然の権利訴訟」長岡大学生涯学習研究年報、3号、1-5頁〕
★4 Habermas, J. (1991). *Erläuterungen zur Diskursethik.* Suhrkamp.（ユルゲン・ハーバーマス『討議倫理』清水多吉・朝倉輝一訳、法政大学出版局、2005年、7-8頁〔一部訳文を改編した〕）
★5 Apel, K.O. (1986). “Grenzen der Diskursethik?”in: *Zeitschrift für philosophische Forschung*, Bd. 40, 1986, S.19. ／ Apel, K.O. (1988). “Kann der postkantische Standpunkt der Moralität noch einmal in substantielle Sittlichkeit «aufgehoben» werden?”, in: ders., Diskurs und Verantwortung, Frankfurt am Main, 1988, S. 123. 日本語訳は、以下の文献による。久高將晃（2016）「討議倫理学の適用可能性――討議倫理学の道徳原理は現実の問題状況に適用可能か」

づく医療（EBM）」では、疫学的手法によって効果の証明された選択を、臨床において行うことが推奨され、多分に規則功利主義の性格を持っている。

★16 Temkin, O., & Temkin, C. L. (1967). *Ancient Medicine: Selected Papers of Ludwig Edelstein.* Johns Hopkins University Press, p.339.

★17 川村武也（2020）「米国のプロフェッショナル・エンジニア（P. E.）制度」日本機械学会誌、123巻1214号、18-19頁

★18 松崎実次（1929）「工業ギルド (一)」商工經濟研究、4巻3号、57 68頁

★19 Layton Jr, E. T. (1971). *The Revolt of the Engineers. Social Responsibility and the American Engineering Profession.* The Press of Case Western Reserve University, p.70.

★20 日本人を含めて、数多くの医師や医療従事者たちが、20世紀半ばの「負の遺産」に関わった。ここで一人のドイツの医師のみを取り上げる理由は、この人物が、そういった行為を正当化する根拠を理路整然と主張しているからである。医学の専門家で、非人道的な行為をなした人の中で、その根拠を堂々と明言している人は限られる。

★21 Binding, K. und Hoche, A., (1920). *Die Freigabe der Vernichtung lebensunwerten Lebens. Ihr Maß und ihre Form.* Felix Meiner.（森下直貴・佐野誠編著『新版「生きるに値しない命」とは誰のことか　ナチス安楽死思想の原典からの考察』、中央公論新社、48-59頁、2020年）

★22 Benedict, S. (2014). The Medicalization of Murder The "Euthanasia" Programs. In Benedict, S., & Shields, L. (Eds.), *Nurses and Midwives in Nazi Germany: the "Euthanasia Programs"* . pp.72-104.

★23 *Ibid.*, pp.92-98.

★24 Gruchmann, L. (1972). Euthanasie und Justiz im Dritten Reich. *Vierteljahrshefte für Zeitgeschichte 20* (3), 235-279.

★25 Shields, L. & Foth, T. (2014). Setting the scene. In Benedict, S., & Shields, L. (Eds.) *op.cit.,* pp.xvi-10.

★26 Dwork, D., & Pelt, R. J. (1996). *Auschwitz, 1270 to the Present.* WW Norton & Company, pp.197-235.

★27 *Ibid.,* pp.269-270.

★28 *Ibid.,* p.331.

★29 *Ibid.,* p.292

★30 *Ibid.,* pp.342-343

★31 Fleming, G. (1993, July 18). Opinion: Engineers of death. *The New York Times.* Retrieved December 10, 2022, from https://www.nytimes.com/1993/07/18/opinion/engineers-of-death.html

★32 Arendt, H. (2006). *Eichmann in Jerusalem: A report on the banality of evil.* The Viking Press.（ハンナ・アーレント『イェルサレムのアイヒマン　悪の陳腐さについての報告』大久保和郎訳、みすず書房、1994年、191頁）

★33（同書、195頁）

★34 Weinke, A. (2006). *Die Nürnberger prozesse.* Verlag C.H. Beck oHG.（アンネッテ・ヴァインケ『ニュルンベルク裁判——ナチ・ドイツはどのように裁かれたのか』板橋拓己訳、中央公論新社、2015年、93頁）

★35 芝健介『ニュルンベルク裁判』岩波書店、2015年、137-204頁

★36 The Nuremberg Trials Project. (n.d.). *NMT Case 1: U.S.A. v. Karl Brandt et al.: The Doctors'*

★4 ムーアによる自然主義的誤謬の定義は、以下のようなものである。
「しかしこの種の単純な誤りが一般に「善」に対してなされてきたのである。黄色であるすべてのものが、光においてある種の振動を生み出すのが真であるのとちょうど同じように、善であるものすべてが、またそれとは別のものであることが真かもしれないのである。そして倫理学が、善であるすべてのものに属している、それら別の性質とは何であるかを発見することを目指していることも事実である。しかし非常に多くの哲学者が、それら別の性質の名を挙げたとき、自分たちは実際に善を定義したと考えてきた。つまり、それらの性質は、実際のところ、単純に「別のもの」ではなくて、絶対的にまた完全に善と同じなのである。かかる見方を私は「自然主義の誤謬（naturalistic fallacy）」と呼ぶことを提唱し、これからこの自然主義の誤謬を排除することに努めたい。」〔Moore, G. E. (1903). *Principia Ethica*. Cambridge University Press.（G・E・ムア『倫理学原理』泉谷周三郎・寺中平治・星野勉訳、三和書籍、2010年、114-115頁）〕

★5 The National Commission for the Protection of Human Subjects of Biomedical and Behavioral Research. (1979). *The Belmont report: Ethical principles and guidelines for the protection of human subjects of research.* U.S. Government Printing Office. Retrieved December 10, 2022, from https://www.hhs.gov/ohrp/regulations-and-policy/belmont-report/read-the-belmont-report/index.html

★6 Beauchamp, T.L., & Childress, J.F. (1979). *Principles of Biomedical Ethics*. Oxford University Press.（トム・L・ビーチャム、ジェイムズ・F・チルドレス『生命医学倫理』立木教夫・足立智孝監訳、麗澤大学出版会、2009年）

★7 Rendtorff, J. D. (2002). Basic ethical principles in European bioethics and biolaw: autonomy, dignity, integrity and vulnerability–towards a foundation of bioethics and biolaw. *Medicine, Health Care and Philosophy*, *5*(3), 235-244.

★8 Kant, I. (1785). *Grundlegung zur Metaphysik der Sitten*, in: *Kant's gesammelete Schriften*. Herausgeben von der Königlich Preußishen Akademie der Wissenschaften. Band IV, p.421. 日本語訳は、以下の文献による。河村克俊（2007）「定言命法「普遍化の方式」と「目的の方式」」外国語・外国文化研究、14号、195-214頁（197頁）

★9 *Ibid.*, p.429.

★10 Hare, R.M. (1963). *Freedom and Reason*. Oxford University Press.（R・M・ヘア『自由と理性』山内友三郎訳、理想社、1982年、17頁）

★11 Nash, R. F. (1989). *The Rights of Nature: A History of Environmental Ethics*. University of Wisconsin Press.（ロデリック・F・ナッシュ『自然の権利——環境倫理の文明史』松野弘訳、筑摩書房、1999年、8頁）

★12 Jackson, W., & Steingraber, S. (1999). *Protecting Public Health and the Environment: Implementing the Precautionary Principle*. Island Press. Retrieved December 10, 2022, from https://www.sehn.org/sehn/wingspread-conference-on-the-precautionary-principle

★13 藤岡典夫（2005）「予防原則の意義」農林水産政策研究、8号、33-52頁

★14 倫理理論の系統分類で言えば、どちらも結果（帰結）を考慮して、行為のよしあしを考える帰結主義（consequentialism）であることは共通している。

★15 ヒポクラテス的な考え方を功利主義に含めて「行為功利主義」と呼び、集団に適用される考え方を「規則功利主義」として区別する人もいる。今日の医療実践を席巻している「根拠に基

★38 Graunt, J. (1662). *Natural and Political Observations Made Upon the Bills of Mortality*. Johns Hopkins Press. (Reprint edition, 1975, Arno Press), pp.52-56.

★39 酒田利夫（1999）「近世における首都ロンドン成長の諸側面」三田学会雑誌、92巻3号、627-645頁

★40 Stone, R. (2002). Air pollution. Counting the cost of London's killer smog. *Science*, *298*(5601), 2106-2107.

★41 Kawall, J. A History of Environmental Ethics, In: Gardiner, S.M., Thompson, A. (Eds.). (2017). *The Oxford handbook of Environmental Ethics*. Oxford University Press, pp.13-26.

★42 Leopold, A. (1949). *A Sand County Almanac, and Sketches Here and There* (Vol. 204). New York: Oxford University Press.（アルド・レオポルド『野生のうたが聞こえる』新島義昭訳、講談社、1997年）／ 開龍美（2007）「管理術としての土地倫理――アルド・レオポルドの環境思想の一側面」アルテス リベラレス、81巻、159-178頁

★43（アルド・レオポルド、前掲書、206-207頁）

★44（同書、205-206頁）

★45（同書、206頁）

★46 表題のSand County（直訳すれば「砂の郡」）という一つの郡は存在せず、一帯には砂土を多く含む地帯が広がっている。この地域の砂は、約5億年前のカンブリア紀初期に形成された古いもので、浜辺の砂よりずっと細かく、シルクのような粘着性を持つ球状粒子でできており、ガラスなどを製造する材料として、きわめて良質なものである。そのため、ガラス製造会社が競って採鉱してきた歴史があり、さらに近年ではシェールガス採掘のための水圧破砕法で地殻に注入される際に使われ、エネルギー産業の世界地図を塗り替えた立役者でもある。ただし、農作には向いておらず、レオポルドは、耕作放棄地の再生に取り組もうとしていた。〔Walsh, P. (2015). Many sand counties: a new cash crop is shifting the contours of Wisconsin's countryside. *Landscape Architecture Magazine*, *105*(3), 102-119.〕

★47 藤岡伸子（2001）「アルド・レオポルドの「土地倫理」とアメリカンネイチャーライティング」名古屋工業大学紀要、52巻、101-108頁

★48 開龍美、前掲論文

第4章 「理系」の倫理学

★1 隠岐さや香によると、こうした二分法は、日本に特有のものではないらしく、1960年代以降、英語圏やフランス語圏でも、文系を意味するHSS（Humanities and Social Sciences）と、理系を意味するSTEM（Science, Technology and Medicine）とが、学問領域の二分法のうように使われているらしい。〔隠岐さや香『文系と理系はなぜ分かれたのか』星海社、2018年、57-78頁〕

★2 生物学、脳神経科学のような自然科学の領域で、利他的行動や共感などをテーマに探求する人の中には、これらが倫理学の方法になり得ると主張する人もいる。例えば、以下の文献を参照されたい。〔Decety, J., & Wheatley, T. (Eds.). (2015). *The Moral Brain: A Multidisciplinary Perspective*. MIT Press.〕

★3 Hafele, J. C., & Keating, R. E. (1972). Around-the-world atomic clocks: Observed relativistic time gains. *Science*, *177*(4044), 168-170.

★9 National Highway Traffic Safety Administration. (1978). *Investigation report phase 1 C7-38, alleged fuel tank and filler neck damage in rear-end collision of subcompact passenger cars.*
★10 後藤伸、前掲論文、15頁
★11 Grimshaw v. Ford Motor Co. - 119 Cal. App. 3d 757, 174 Cal. Rptr. 348 (1981).
★12 Dowie, M. *op.cit.*
★13 *Ibid.*
★14 Grimshaw v. Ford Motor Co.
★15 後藤伸、前掲論文、20頁
★16 伊勢田哲治（2016）「フォード・ピント事件をどう教えるべきか」技術倫理研究、13巻、1-36頁
★17 De George, R. T. (1981). Ethical responsibilities of engineers in large organizations: The Pinto case. *Business & Professional Ethics Journal, 1*(1), 1-14.
★18 Anonymous. (1980, February 20). Co-Designer of Pinto Bought One for Daughter. *The New York Times*, p.16.
★19 De George, R. T. *op.cit.*
★20「ロシア軍ドローンから日本製部品、次々と…「軍事転用」に企業動揺」毎日新聞 https://mainichi.jp/articles/20220602/k00/00m/020/136000c（2022/6/2更新、2022/12/10閲覧）
★21 Baggott, J. (2010). *Atomic: The First War of Physics and the Secret History of the Atom Bomb 1939-49.* Pegasus Books.
★22「人類初の原爆実験、「核の時代」こうして始まった」ナショナルジオグラフィック日本版 https://natgeo.nikkeibp.co.jp/atcl/news/20/071600425/ （2020/07/17更新、2022/12/10閲覧）
★23「【日本語字幕】オッペンハイマー 演説〝我は死なり 世界の破壊者なり〟- Oppenheimer Speech "I am become Death, the destroyer of world"」HISTORY CHANNEL https://www.youtube.com/watch?v=WQLtnBMOSe4 （2020/10/24掲載、2022/12/10閲覧）
★24 日本原子力産業協会（1999）「［Newsletter］JCO臨界事故の概要 1999年12月27日」http://www.jaif.or.jp/ja/news/1999/1207-1.html （2022/12/10閲覧）
★25 鈴木元（2000）「JCO臨界事故患者の初期治療」保健物理、35巻1号、4-11頁
★26 NHK「東海村臨界事故」取材班『朽ちていった命――被曝治療83日間の記録』新潮社、10-12頁、2006年
★27 住田健二（2000）「JCO臨界事故の経過と反省」日本原子力学会誌、42巻8号、691-699頁
★28 同論文 、696頁
★29「JCO臨界事故から1カ月 水抜き作業決行までの真相」毎日新聞、1999年10月26日、東京夕刊、2頁
★30 竹内敬二「（ｅ潮流）原発事故、「決死隊」の宿題」朝日新聞https://digital.asahi.com/articles/DA3S15123138.html?iref=pc_photo_gallery_bottom （2021/11/25更新、2022/12/10閲覧）
★31 住田健二、前掲論文、698頁
★32 NHK「東海村臨界事故」取材班、前掲書、36頁
★33 同書、38頁
★34 同書、56-58頁
★35 同書、62-67頁
★36 同書、92-96頁
★37 同書、164-169頁

★50 （同書、245頁）

★51 新鮮胚（卵）を用いた体外受精-胚移植における、移植あたりの妊娠率。〔片桐由起子、浜谷敏生、岩佐武、小野政徳、加藤恵一、岸裕司、桑原章、桑原慶充、左勝則、原田美由紀（2021）令和3年度倫理委員会(現臨床倫理監理委員会) 登録・調査小委員会報告（2020年分の体外受精・胚移植等の臨床実施成績および2022年7月における登録施設名)、日本産科婦人科学会雑誌、74巻9号、1408-1429頁〕

★52 公益社団法人日本産科婦人科学会（2022）「体外受精・胚移植に関する見解（令和4年6月改定）」日本産科婦人科学会雑誌、74巻7号、754頁 ／ 公益社団法人日本産科婦人科学会（2022）「提供精子を用いた人工授精に関する見解（平成27年6月）」日本産科婦人科学会雑誌、74巻7号、760-762頁

★53 片桐由起子他、前掲論文

★54 de Mouzon, J., Chambers, G. M., Zegers-Hochschild, F., Mansour, R., Ishihara, O., Banker, M., Dyer, S., Kupka, M. and & Adamson, G. D. (2020). International Committee for Monitoring Assisted Reproductive Technologies world report: assisted reproductive technology 2012. *Human Reproduction*, *35*(8), 1900-1913.

第3章 テクノロジーによる弱さへの対抗

★1 Dowie, M. (1977). Pinto madness (pp. 18-32). September/October: *Mother Jones*. Retrieved December 10, 2022, from https://www.motherjones.com/politics/1977/09/pinto-madness/

★2 米国では、医師や弁護士のように、教育水準と専門性の高いエンジニアとして「プロフェッショナル・エンジニア」を認定する制度が導入されている。農業・生物工学、建築工学、化学、土木工学、制御システム、電気・コンピュータ、環境、火災保護、産業・システム、機械、冶金および材料、鉱業・鉱物処理、船舶工学・海洋工学、原子力、石油、構造工学という、多岐にわたる領域で、認定を行っている。〔National Council of Examiners for Engineering and Surveying. *PE exam.* (n.d.) Retrieved December 10, 2022, from https://ncees.org/engineering/ pe/〕

★3 IPBES (2019): *Summary for Policymakers of the Global Assessment Report on Biodiversity and Ecosystem Services of the Intergovernmental Science-Policy Platform on Biodiversity and Ecosystem Services*. IPBES secretariat.（「生物多様性と生態系サービスに関する地球規模評価報告書 政策決定者向け要約」環境省、公益財団法人地球環境戦略研究機関訳、15-16頁、2020年）

★4 （同書、14頁）

★5 Tefft, B. C. (2013). Impact speed and a pedestrian's risk of severe injury or death. *Accident Analysis & Prevention*, *50*, 871-878.

★6 Agarwal, G., Kidambi, N., & Lange, R. (2021). Seat belts: A review of technological milestones, regulatory advancements, and anticipated future trajectories. *SAE Technical Paper* 2021-01-5097. ／ 板垣暁（2012）「自動車産業における『69年保安基準』の成立とその意味」季刊北海学園大学経済論集、59巻4号、117-137頁

★7 後藤伸（2019）「会社は何の責任を問われるのか —— フォード社のピント訴訟をめぐって」国際経営論集、57巻、13-31頁

★8 Lacey, R. (1987). *Ford: The Men and the Machine*. Ballantine Books, p.602.

のある報告がなされている。日本生殖医学会では、「不妊症の比率は、調査された時代や国により1.3％から26.4％に分布し、全体では約9％と推定しています」としている。〔「生殖医療Q&A Q3不妊症の人はどのくらいいるのですか？」 http://www.jsrm.or.jp/public/funinsho_qa03.html（更新日不明、2022/12/10閲覧）〕

★28 入江恵子（2004）「インターセックスをとりまく医療の歴史 ―― 北米社会を中心に」人間文化研究科年報、20号、179-187頁

★29 薬草や器具を用いる中絶や避妊の方法は、紀元前16世紀に書かれたとされるエーベルス・パピルスをはじめ、古代以来の多くの文献に記載されており、非合理的で危険なものも含めて、広く行われていた。今日、より安全な方法として推奨されている真空吸引法は、1863年に、スコットランドの産科医ジェームズ・シンプソンが報告している。〔Potts, M., & Campbell, M.M. (2009). *History of Contraception*. The Global Library of Women's Medicine. Retrieved December 10, 2022, from https://www.glowm.com/section-view/item/375#.Y5wudS_3Jc8 (Original work published 2002)〕

★30（R・エドワーズ、P・ステプトウ、前掲書、77-83頁）

★31（同書、62-66頁）

★32（同書、74頁）

★33（同書、48頁）

★34（同書、52-55頁）

★35（同書、78-79頁）

★36（同書、89-91頁）

★37（同書、92頁）

★38（同書、96-98頁）

★39（同書、109頁）

★40（同書、142-144頁）

★41（同書、152-153頁）

★42 ワトソンは、のちに人種差別的発言を繰り返して、尊敬を失うことになる。〔Harmon, A. (2019, January 1). James Watson had a chance to salvage his reputation on race. He made things worse. *The New York Times*. Retrieved December 10, 2022, from https://www.nytimes.com/2019/01/01/science/watson-dna-genetics-race.html〕

★43（R・エドワーズ、P・ステプトウ、前掲書、153頁）

★44（同書、155頁）

★45（同書、189-192頁）

★46（同書、214-215頁）

★47 Pence, G. E. (2004). *Classic Cases in Medical Ethics: Accounts of Cases That Have Shaped Medical Ethics, with Philosophical, Legal, and Historical Backgrounds.* McGraw-Hill Humanities.（グレゴリー・E・ペンス『医療倫理 よりよい決定のための事例分析（1）』宮坂道夫、長岡成夫訳、みすず書房、2000年、176-177頁）

★48（R・エドワーズ、P・ステプトウ、前掲書、225-235頁）／ Osler W. (1932). Internal medicine as a vocation. In Osler W, (Eds.) *Aequanimitas with Other Addresses to Medical Students, Nurses and Practitioners of Medicine*, 3rd ed. The Blakiston Company, pp.131–145.

★49（R・エドワーズ、P・ステプトウ、前掲書、242頁）

– a pioneer in the history of clinical transplantation: in Memoriam at the 75th Anniversary of the First Human Kidney Transplantation. *Transplant International*, *22*(12), 1132-1139.

★5 Starzl, T. E., Marchioro, T. L., Von Kaulla, K. N., Hermann, G., Brittain, R. S., & Waddell, W. R. (1963). Homotransplantation of the liver in humans. *Surgery, Gynecology & Obstetrics*, *117*, 659.

★6 Cooper, D. K. C. (2018). Christiaan Barnard - The surgeon who dared: The story of the first human-to-human heart transplant. *Global Cardiology Science & Practice*, *2018*(2):11.

★7 Barnard, C., Pepper, C. B. (1970). *Christiaan Barnard: One Life*. Macmillan. p. 336.

★8 *Ibid.*, p.337.

★9 *Loc. cit.*

★10 *Ibid.*, pp.370-372.

★11 *Ibid.*, p. 366.

★12 *Ibid.*, p.384.　バーナードはこの状態について、「近代の科学と医学が作りだした、生と死の間の誰のものでもない土地」とも表現している。

★13 *Ibid.*, p.375.

★14 *Loc. cit.*

★15 *Ibid.*, p.376.

★16 *Ibid.*, p.406.

★17 *Ibid.*, p.407.

★18 *Loc. cit.*

★19 *Ibid.*, p.408.

★20 Anonymous. (1967, December 15). Surgery: The Ultimate Operation. *Time*, pp.64-72. Retrieved December 10, 2022, from https://content.time.com/time/subscriber/article/0,33009,837606,00.html

★21 Barnard, C., Pepper, C. B. *op. cit.*, p.409.

★22 *Ibid.*, p.503.

★23 *Ibid.*, pp.514-515.

★24 Chambers, D. C., Perch, M., Zuckermann, A., Cherikh, W. S., Harhay, M. O., Hayes Jr, D., Hsich, E., Khush, K. K., Potena, L., Sadavarte, A., Lindblad, K., Singh, T. P., & Stehlik, J., for the International Society for Heart and Lung Transplantation. (2021). The international thoracic organ transplant registry of the International Society for Heart and Lung Transplantation: Thirty-eighth adult lung transplantation report - 2021; focus on recipient characteristics. *The Journal of Heart and Lung Transplantation*, *40*(10), 1060-1072. ／ 日本心臓移植研究会（2021）「日本における心臓移植報告（2021年度）」移植、56巻3号、235-244頁

★25 梅原猛編『「脳死」と臓器移植』朝日新聞社、2000年

★26 共同通信社社会部移植取材班編著『凍れる心臓』共同通信社、1998年

★27 不妊を明確に定義することは難しい。日本産科婦人科学会では、「妊娠を望む健康な男女が避妊をしないで性交をしているにもかかわらず、一定期間妊娠しないもの」とし、「一定期間」を「1年というのが一般的である」と定義している。〔「不妊症」公益社団法人日本産科婦人科学会　https://www.jsog.or.jp/modules/diseases/index.php?content_id=15 （2018/11/20更新、2022/12/10閲覧）〕さらに、不妊が生じる率は女性の年齢によって大きく異なるため、どの程度の確率で不妊となるかについては、子どもを作ろうとする人の年齢に左右され、幅

★26 Damerow, P. (2012). Sumerian beer: the origins of brewing technology in ancient Mesopotamia. *Cuneiform Digital Library Journal, 2*(1). ／ Forsyth, Mark (2017). *A Short History of Drunkenness: How, Why, Where, and When Humankind Has Gotten Merry from the Stone Age to the Present*. Viking Penguin（マーク・フォーサイズ『酔っぱらいの歴史』篠儀直子訳、青土社、2018年、28-34頁）／ Phillips, R. (2014). *Alcohol: A History.* UNC Press Books, p.6.

★27 Mark D. Merlin & Robert C. Clarke (2018). Cannabis in Ancient Central Eurasian Burials. In: Scott M. Fitzpatrick (Ed) *Ancient Psychoactive Substances*. University Press of Florida, pp. 20-42.

★28 Michalak, L., & Trocki, K. (2006). Alcohol and Islam: an overview. *Contemporary Drug Problems, 33*(4), 523-562.

★29（マーク・フォーサイズ、前掲書、162頁）

★30（同書、163頁）

★31 Thieme, H. (1997). Lower Palaeolithic hunting spears from Germany. *Nature, 385*(6619), 807-810.

★32 Shea, J. J. (2006). The origins of lithic projectile point technology: evidence from Africa, the Levant, and Europe. *Journal of Archaeological Science*, *33*(6), 823-846. ／ Valde-Nowak, P., Nadachowski, A., & Wolsan, M. (1987). Upper Palaeolithic boomerang made of a mammoth tusk in south Poland. *Nature, 329*(6138), 436-438.

★33 Ling, W. (1947). On the invention and use of gunpowder and firearms in China. *Isis, 37*(3/4), 160-178. ／ Black, Jeremy. *A Short History of War*. Yale University Press, 2021.

★34「凍結ミイラ「アイスマン」発見から30年、明らかになった10の事実」ナショナルジオグラフィック日本版サイト　https://natgeo.nikkeibp.co.jp/atcl/news/21/091700459/（2021/09/30更新、2022/12/10閲覧）

★35「アイスマンの衣類に使われた動物を特定」ナショナルジオグラフィック日本版サイト　https://natgeo.nikkeibp.co.jp/atcl/news/16/081900308/　（2016/08/19更新、2022/12/10閲覧）

★36 Bell, B. *op.cit.*

第2章　医療技術による弱さへの対抗

★1 Edwards, R., & Steptoe, P. (1980). *A Matter of Life: The Story of a Medical Breakthrough.* Hutchinson.（R・エドワーズ、P・ステプトウ『試験管ベビー』飯塚理八監訳、時事通信社、1980年、205頁）

★2 紀元前17世紀頃に書かれたとされるエドウィン・スミス・パピルスには、裂傷の縫合、傷口の焼灼、骨折や脱臼の処置などの方法が詳細に述べられている。〔Atta, H. M. (1999). Edwin Smith Surgical Papyrus: the oldest known surgical treatise. *The American Surgeon, 65*(12), 1190.〕

★3 京都アニメーション放火殺人事件の犯人の治療を担当した医師は、このような思いを語っている。〔華野優気「手術12回で救った主治医 京アニ事件、被告が流した涙」朝日新聞デジタル https://digital.asahi.com/articles/ASP7H63J2P79PTIL057.html（2021/07/17更新、2022/12/10閲覧）〕

★4 Altomonte, J., Sinicina, I., Friess, H., & Thorban, S. (2009). Surgeon Yurii Voronoy (1895–1961)

すると普通の森に見えるが、数万本の木からなる、一つの生命体と見なすことができる。現存するクローン群の樹齢を正確に測定する方法がないため、さまざまな方法での推測がなされてきた。100万年以上生きていると主張する人がいる一方で、数千年程度と考える人もいる。何度も訪れた氷河期をどうやって生き延びたのかが最大の問題だが、氷河期でも生育可能な避難所のような小環境があったと考える人もいる。〔Ding, C., Schreiber, S. G., Roberts, D. R., Hamann, A., & Brouard, J. S. (2017). Post-glacial biogeography of trembling aspen inferred from habitat models and genetic variance in quantitative traits. *Scientific Reports*, *7*(1), 1-10.〕

★12 Petralia, R. S., Mattson, M. P., & Yao, P. J. (2014). Aging and longevity in the simplest animals and the quest for immortality. *Ageing Research Reviews*, *16*, 66-82.

★13 パスカル『パンセ』(上)塩川徹也訳、岩波文庫・電子書籍版、2017年、245頁

★14 Cannon, W. B. (1929). Organization for physiological homeostasis. *Physiological Reviews*, *9*(3), 399-431.

★15 デイヴィッド・チャーマーズは、意識経験がない存在をゾンビと定義している。〔Chalmers, David J. *The Conscious Mind: In Search of a Fundamental Theory*. Oxford University Press, 1996.(デイヴィッド・J・チャーマーズ『意識する心:脳と精神の根本原理を求めて』林一訳、白揚社、2001年、128頁)〕

★16 主体性は、人文社会科学領域から自然科学領域におよぶ広い範囲で使われている概念であり、その定義も一様ではない。例えば以下の文献を参照されたい。〔Haggard, P. (2017). Sense of agency in the human brain. *Nature Reviews Neuroscience*, *18*(4), 196-207.〕

★17 Low, P., Panksepp, J., Reiss, D., Edelman, D., Van Swinderen, B., & Koch, C. (2012). *The Cambridge Declaration on Consciousness. In Francis Crick memorial conference, Cambridge, England* (pp. 1-2). Retrieved December 10, 2022, from http://fcmconference.org/img/CambridgeDeclarationOnConsciousness.pdf

★18 Bahram, M., & Netherway, T. (2022). Fungi as mediators linking organisms and ecosystems. *FEMS Microbiology Reviews*, *46*(2), fuab058.

★19 Márquez, L. M., Redman, R. S., Rodriguez, R. J., & Roossinck, M. J. (2007). A virus in a fungus in a plant: three-way symbiosis required for thermal tolerance. *Science*, *315*(5811), 513-515.

★20 古市剛史(2017)「ヒト科に見る殺しの進化」心理学ワールド、77号、5-8頁

★21 Pinker, Steven (2011). *The Better Angels of Our Nature: Why Violence Has Declined*. Viking Penguin(スティーブン・ピンカー『暴力の人類史』(上・下)幾島幸子・塩原通緒訳、青土社、2015年)

★22 Jablonski, N. G. (2010). The naked truth. *Scientific American*, *302*(2), 42-49.

★23 Gilligan, I. (2010). The prehistoric development of clothing: archaeological implications of a thermal model. *Journal of Archaeological Method and Theory*, *17*(1), 15-80.

★24 Hardy, B. L., Moncel, M. H., Despriée, J., Courcimault, G., & Voinchet, P. (2018). Middle Pleistocene hominin behavior at the 700ka Acheulean site of la Noira (France). *Quaternary Science Reviews*, *199*, 60-82. / Keeley, L. H. (1980). *Experimental Determination of Stone Tool Uses: A Microwear Analysis*. University of Chicago Press.

★25 Kvavadze, E., Bar-Yosef, O., Belfer-Cohen, A., Boaretto, E., Jakeli, N., Matskevich, Z., & Meshveliani, T. (2009). 30,000-year-old wild flax fibers. *Science*, *325*(5946), 1359-1359.

第1章　私たちの弱さについて

★1 Bell, B. (2017, June 4). Who killed Oetzi the Iceman? Italy reopens coldest of cases. *BBC News, Bolzano and Munich*. Retrieved December 10, 2022, from https://www.bbc.com/news/science-environment-40104139

★2 陸上に住む生物を含めて、生物の持つ高分子のほとんどが、水の中で働く。生物の体内は、つねに水で満たされた環境が保たれている。

★3 Silva, L., Vladilo, G., Schulte, P. M., Murante, G., & Provenzale, A. (2017). From climate models to planetary habitability: temperature constraints for complex life. *International Journal of Astrobiology, 16*(3), 244-265.

★4 生物について何かを論じるとき、大抵は例外がある。クマムシは、水のない場所で、乾眠と呼ばれる脱水した仮死状態になると、生物一般の常識が通用しない耐久性を持つ。摂氏マイナス273度から100度の温度、真空から7万5千気圧までの圧力、数千グレイの放射線でも死なない。〔丸山恵（2017）「遺伝子が明かす、最強生物クマムシの強さと進化の道筋」科学技術振興機構 Science Portal https://scienceportal.jst.go.jp/ gateway/clip/20170914_01/（2017/09/14更新、2022/12/10閲覧）〕

★5 墓石のような石造物の研究では、風化速度は1000年で2～200ミリメートルほどの厚みが失われる程度と推定されている。小さく、雨などで転がったり流されたりする石は、もっと速い速度で風化するだろう。〔藁谷哲也（2017）「石造物を利用した岩石の風化速度に関する研究動向」地学雑誌、126巻4号、455-471頁〕

★6 "integrity, n." *OED Online*. Oxford University Press, September 2022. Web. December 10, 2022.

★7 石が独特の形をしている（例えば人の顔に似ている）というような場合には、重要な部分が失われれば、その形が持つ統合性は損なわれる。

★8 リソソームという微細な袋状構造の中に、一群の加水分解酵素が蓄えられていて、これが放出されることで、細胞の自己崩壊が起こる。このような仕組みが備えられているところにも、生物にとって死が不可欠なプロセスとなっていることの一端が表れている。

★9 両生類の中でも、有尾両生類のイモリは、四肢をどこで切断しても再生できる。しかし、無尾両生類のカエルは、変態前にはイモリと同じ高い再生能力を持っているのに、変態後にはそれを失って、哺乳類なみの再生能力しか持たなくなる。〔Tsutsumi, R., Yamada, S., & Agata, K. (2016). Functional joint regeneration is achieved using reintegration mechanism in Xenopus laevis. *Regeneration, 3*(1), 26-38.〕

★10 Jochum, K. P., Wang, X., Vennemann, T. W., Sinha, B., & Müller, W. E. (2012). Siliceous deep-sea sponge Monorhaphis chuni: A potential paleoclimate archive in ancient animals. *Chemical Geology, 300*, 143-151.

★11 これは、最大のもので約43ヘクタールにまで広がった巨大なクローン個体の森であり、一見

こ

さ

し

す

和文

あ

い

う

え

お

か

き

く

け

欧文・アルファベット

あとがき

本書を最後まで読んでいただいた方のために、ここには本書の要点と、本書ができるまでの経緯を簡単に記しておく。

本書では、倫理というものを、弱い存在を前にした人間が、自らの振る舞いについて考えるものと捉えようとして、歩み始めたのだった。

最初に、人間の弱さを多面的に見つめた。私たちの弱さは、生きている存在であるがゆえの代償であり、脆さは高機能であることの代償であり、有限性は統合性の、心の弱さは主体性の代償であった。さらに、私たちは、他者との関わりで生じる弱さを持っており、それを手段化、依存、争いという三つに分けて考えた。

その上で、他の生物とは違って、人間は弱さに対抗するために技術を生み出してきた、という技術史観を採用してみた。そうやって長い人類の歴史を眺めてみると、18世紀からの200年ほどの短い期間に、人間の技術は強力なものになり、多くの倫理的問題を生み出したことが明確になった。さらには、そのような視点を持つことで、これまで滅多に同じテーブルの上で論じられることのなかった、医療倫理、技術倫理、環境倫理を、一緒に論じることができるだろうという見通しが持てた。

本書にオリジナリティがあるとすれば、まずは前半で採用した、倫理と科学技術についてのこのような捉え方だろう。これによって、人間についての倫理学を考える上で、いくつかの手がかりが得られた。

人間は、誰もがひとしく弱い存在であるが、科学技術という強者の服を纏うことができ、それによって人々の間に差異が生じる。医療では、強者の服を纏うのは専門家であり、患者は裸の弱い存在である。エンジニアは、強者の服を誰かに纏わせて、強い存在を作りだすことができる。さらには、他の生物や環境を前にするとき、私たちの誰もがこの強者の服を纏っているのに、しばしばそのことに無自覚である。

本書の後半は、そのようなものとして、医療倫理、技術倫理、環境倫理を組み立て直すための試みであった。

医療倫理の領域で考えられてきた倫理原則というものを、単なる医療従事者の規範にとどめておくのではなく、科学技術全般に適用可能な規範として定義し直してはどうか。

何事も対話で解決することが望ましいにせよ、その対話のテーブルがどんな情景のものかを見据えた上で、対話が成立するための要件を規定していく必要があるのではないか。対話のテーブルに招かれそうもない、特に弱い存在である人たちや、他の生物たちへの配慮をどうしていくかを考えるべきではないか。

このような道筋をたどることで、本書は、倫理学について書かれた書籍の多くで採用されている、文献学的な方法（倫理学者が論じてきたことを詳細に吟味する方法）ではない方法を採ることにもなった。

*

本書を執筆するために、多領域にわたる数多くの文献を集めたこともあり、執筆当初は相当に文献学的な原稿を書いていたのだが、それだとどうしてもうまくいかないと感じた。第1章を読んでいただければ感じていただけると思うのだが、人間の弱さの分析は、必然的に学際的（「文系」と「理系」にまたがるもの）にならざるを得ない。それに対して、倫理思想（例えば本書の後半で触れた徳倫理、功利主義、義務論のほかに、フェミニズム倫理や、筆者が特別な関心を寄せてきたナラティヴ倫理なども ある）を論じようとすると、どうしても文献そのものや、それを書いた思想家たちの方に焦点が当たり、現実に生じている問題への向き合い方を論じることが難しかった。

そこで、本書では、思い切って、理論や思想家ではなく、問題の方に顔を向けて書く、というアプローチを取ってみることにした。その結果、かなり直接的に引用すべき内容を論じているものでない限り、その説を取り上げず、名前にすら触れない思想家がたくさんいる、ということになった。仮に、本書の構成をそのままに、多少なりとも関連性のあることを論じている人に触れる方針を採用すれば、非常に分厚い本になってしまっただろう。

一例だけ挙げるなら、「弱さの倫理学」と聞いて、多くの人が思い浮かべるであろうエマニュエル・レヴィナスを、筆者は敬愛しているが、本書ではまったく触れていない。

どうしてそうなのかという理由については、ここで多くを述べることはしないでおこう。彼の「顔」についての議論、あるいは彼が書いた「ある犬の名前、あるいは自然権」というエッセーなどを題材として、「弱さの倫理学」という本を書ける人もいるだろう。しかし、人間が弱さに対抗するために技術を生み出してきた、という科学技術観によって本書に一貫性を与えようとすると、少なくとも筆者にとって、それは困難なものに思えた。

*

全体として、できる限り平易に書いたつもりだが、筆者の筆力の不足と、倫理というテーマそのものが持つ難しさによって、必ずしも読みやすいものではなかったかもしれない。

医学書院の本ということで、本書を手に取っていただいている人の中には、医療系の人たちも多いことだろう。その人たちにとっては、臨床における倫理を考える上で、弱さというものをどう捉えていけばよいのか、が関心の中心に違いない。それに対して、本書で考えてきたのは、大きな視界、広い視野の中で考えた「弱さの倫理学」である。

そのような俯瞰的な絵柄の中で、自分というもの、自分が向き合っている対象というものを捉え直すことで、医療や科学技術を業とする人たちに、自分たちの倫理そのものを見つめ直すきっかけを持ってもらい、少し困惑させるくらいの挑発をしてみたいというのが、本書のささやかな意図でもあった。

＊

最後に、本書の完成のために、助けていただいた方々に謝辞を献げたい。

まず、「理系」の道を歩んできた筆者が、医療系の領域に身を置いたまま倫理について学ばせていただくことができたのは、東京大学名誉教授の大井玄先生との出会いによる。医学者でありながら、人文社会科学に深い関心を向け続け、他領域からやってきた私のような人間を受け入れていただいた学恩に、心からの感謝を献げる。

筆者の職場である新潟大学医学部保健学科／大学院保健学研究科では、とりわけ看護の教育や実践を行う同僚の教職員および学部や大学院で学ぶ学生から、倫理についてさまざまな事例を教えていただき、多くを学ばせていただいた。さらに、そのような学びの機会を、現場で活躍する医療従事者の方々や、病いとともに生きる患者の立場の人たちから得ることができた。とりわけ、ハンセン病回復者であった故・谺雄二さんには、研究者として医療や科学技術の倫理的課題に向き合っていく姿勢というものを教えていただいた。これらの方々のすべてに感謝する。

筆者が医療や科学技術の倫理について研究を行ってきた30年ほどの間、研究資金として、科学研究費を使わせていただいたことに感謝しなければならない。筆者が代表研究者であったものに限って研究種目と課題番号を列挙するだけでも、萌芽研究・12871005、若手研究A・14701001、萌芽研究・15652001、基盤研究B・18320006、萌芽研究・16K13148、基盤研究A・22242001、基盤研究B・17H02261、基盤研究B・22H00599と、多数にのぼる。当然のことながら、これらは税金などによるものであり、国民の皆様に深く感謝するとともに、これらの研究に関わっていただいた数多くの共同研究者の皆様に感謝する。

本書執筆の過程で文章の推敲を助けていただいた宮坂徳子氏と、本書の企画および編集をしていただいた医学書院の金子力丸氏、装幀を担当していただいた松田行正氏と杉本聖士氏に、感謝申し上げる。

*

2021年の12月に、金子さんが、雪の降る寒い新潟に来られて、倫理についての出版企画を話し合う中で、「弱さの倫理学」という、本書の標題になっている言葉が浮上した。それから1年が過ぎ、今も新潟には雪が降り積もっている。弱さというものを実感し、それを抱きしめるには、うってつけの場所かもしれない。

2022年12月

宮坂道夫（みやさか・みちお）

1965年、長野県松本市生まれ。新潟大学大学院保健学研究科教授。大阪大学で医科学修士、東京大学で博士（医学）。専門は医療倫理、看護倫理、生命倫理、ナラティヴ・アプローチ 。著書に『対話と承認のケア—ナラティヴが生み出す世界』（医学書院）、『医療倫理学の方法—原則・ナラティヴ・手順』（医学書院）、『ハンセン病—重監房の記録』（集英社新書）、『ナラティヴ・アプローチ』（勁草書房、共著）、『We Shall Bear Witness：Life Narratives and Human Rights』（University of Wisconsin Press、共著）、『Social and Ethical Aspects of Radiation Risk Management』（Elsevier Science、共著）など。訳書にグレゴリー・ペンス『医療倫理—よりよい決定のための事例分析（1・2）』（みすず書房）、キャサリン・リースマン『人間科学のためのナラティヴ研究法』（クオリティケア）など（いずれも共訳）。宮沢賢治を敬愛し、週末だけ郊外の畑で晴耕雨読。

弱さの倫理学
—不完全な存在である私たちについて
発　行　2023年2月1日　第1版第1刷©
著　者　宮坂《みやさか》道《みち》夫《お》
発行者　株式会社　医学書院
代表取締役　金原　俊
〒113-8719　東京都文京区本郷1-28-23
電話　03-3817-5600(社内案内)
印刷・製本　アイワード

ISBN978-4-260-05114-9